Hoang-Thy Nhac-Vu
Martine Hours

Cohorte ESPARR : le devenir des victimes d'accident de la route

Hoang-Thy Nhac-Vu
Martine Hours

Cohorte ESPARR : le devenir des victimes d'accident de la route

évaluation des conséquences un an après l'accident

Presses Académiques Francophones

Impressum / Mentions légales
Bibliografische Information der Deutschen Nationalbibliothek: Die Deutsche Nationalbibliothek verzeichnet diese Publikation in der Deutschen Nationalbibliografie; detaillierte bibliografische Daten sind im Internet über http://dnb.d-nb.de abrufbar.
Alle in diesem Buch genannten Marken und Produktnamen unterliegen warenzeichen-, marken- oder patentrechtlichem Schutz bzw. sind Warenzeichen oder eingetragene Warenzeichen der jeweiligen Inhaber. Die Wiedergabe von Marken, Produktnamen, Gebrauchsnamen, Handelsnamen, Warenbezeichnungen u.s.w. in diesem Werk berechtigt auch ohne besondere Kennzeichnung nicht zu der Annahme, dass solche Namen im Sinne der Warenzeichen- und Markenschutzgesetzgebung als frei zu betrachten wären und daher von jedermann benutzt werden dürften.

Information bibliographique publiée par la Deutsche Nationalbibliothek: La Deutsche Nationalbibliothek inscrit cette publication à la Deutsche Nationalbibliografie; des données bibliographiques détaillées sont disponibles sur internet à l'adresse http://dnb.d-nb.de.
Toutes marques et noms de produits mentionnés dans ce livre demeurent sous la protection des marques, des marques déposées et des brevets, et sont des marques ou des marques déposées de leurs détenteurs respectifs. L'utilisation des marques, noms de produits, noms communs, noms commerciaux, descriptions de produits, etc, même sans qu'ils soient mentionnés de façon particulière dans ce livre ne signifie en aucune façon que ces noms peuvent être utilisés sans restriction à l'égard de la législation pour la protection des marques et des marques déposées et pourraient donc être utilisés par quiconque.

Coverbild / Photo de couverture: www.ingimage.com

Verlag / Editeur:
Presses Académiques Francophones
ist ein Imprint der / est une marque déposée de
OmniScriptum GmbH & Co. KG
Heinrich-Böcking-Str. 6-8, 66121 Saarbrücken, Deutschland / Allemagne
Email: info@presses-academiques.com

Herstellung: siehe letzte Seite /
Impression: voir la dernière page
ISBN: 978-3-8416-2742-1

REMERCIEMENTS

*Ce travail a été réalisé au sein de
l'Unité Mixte de Recherche Epidémiologique
et de Surveillance Transport Travail Environnement,
structure de recherche de
l'Institut Français des Sciences et Technologies des Transports,
de l'Aménagement et des Réseaux.*

*Nous remercions très sincèrement
tous ceux qui ont apporté leur contribution à la réalisation de ce travail :
Equipe ESPARR, membres de l'UMRESTTE, Universitaires,
Praticiens Hospitaliers, Patients..*

RÉSUMÉ

Contexte : il est possible qu'une victime subisse de multiples conséquences d'accident de la route, conséquences pouvant retentir durablement sur sa vie. Cependant, peu d'études permettent de connaitre le profil du blessé grave ainsi que les facteurs prédictifs de son devenir. De plus, il existe peu d'outils prédictifs servant à prédire les conséquences post-accidentelles. L'objectif de notre travail est de caractériser ces conséquences, de chercher les éléments pronostiques de gravité des conséquences un an après l'accident et de donner une évaluation, à partir de données réelles, de la qualité de prédiction de l'indicateur de déficience à un an appelé IIS[a] (l'IIS est un indice de déficience - défini a priori à partir des lésions- et utilisé fréquemment).

Méthodes : ce travail est réalisé dans le cadre de la cohorte ESPARR (*Étude et Suivi d'une Population d'Accidentés de la Route dans le Rhône)*, qui s'appuie sur les données du Registre des accidents de la circulation du Rhône, et qui inclut 1372 sujets blessés dans des accidents de la route dont 1168 sujets âgés de 16 ans et plus. Parmi ces sujets, 886 adultes ont répondu à un questionnaire de suivi à un an, 616 sujets ont des données complètes et sont classés dans des groupes homogènes en fonction de leur devenir à un an par l'analyse des correspondances multiples et la méthode de classification hiérarchique. L'analyse des facteurs prédictifs de leur appartenance à un de ces groupes de victimes, mesurés à la date de l'accident, a été effectuée à l'aide de modèles de régressions logistiques multinomiales pondérés. L'évaluation de l'IIS sur les données réelles est réalisée en regardant la cohérence entre l'IIS et les différents facteurs mesurés à un an.

Résultats : cinq groupes homogènes au niveau des conséquences de l'accident à un an ont été identifiés : le groupe-1, contenant les sujets considérés en bonne récupération, sert de référence pour les autres groupes. Les groupes 2, et 3 concernent des sujets ayant des niveaux de conséquences intermédiaires, certains plus en lien avec des déficits ou difficultés physiques (groupe-2), d'autres en lien avec des difficultés mentales ou sociales (groupe-3). Les groupes 4 et 5 classent les sujets qui souffrent de très nombreux problèmes, en particulier de syndrome post-commotionnel (groupe-5). Après avoir ajusté sur plusieurs variables recueillies lors de l'accident, notre étude montre que, en plus des facteurs déjà évoqués dans la littérature (âge, gravité…), le niveau de fragilité socioéconomique et le fait d'avoir un proche blessé dans l'accident sont également des facteurs prédisant le devenir des victimes d'un accident. En ce qui concerne l'évaluation de l'IIS sur les données réelles, nous trouvons que le niveau des conséquences prédites par l'IIS ne correspond pas parfaitement à celui observé en réalité à un an quels que soient les facteurs mesurés.

Conclusion : un an après l'accident, de nombreuses victimes d'accident de la route, même parmi celles souffrant de lésions légères, continuent de présenter de multiples problèmes tant sur leur santé physique que mentale, sur le plan social ainsi que sur leur environnement. Dans une perspective de réadaptation à la vie quotidienne, ces résultats peuvent être utiles à l'amélioration de la prise en charge des accidentés de la route.

Mots clés : facteurs prédictifs, accident de la route, évaluation de l'IIS, ESPARR.

---

[a]IIS : *Injury Impairment Score*

ABSTRACT

Background: it is possible that victims can suffer from multiple problems after an accident, and this can be seen in the people with the most serious consequences. However, few studies allow us to know the profile and prognostic factors of severity of consequences after the accident in this population of victims. Moreover, there are few tools to predict 1-year post-traumatic sequelae in road crash victims.

The work aims to determine subgroups of victims with similar outcomes 1 year after the crash and predictive factors for attribution to these subgroups and validate sequelae prediction by the Injury Impairment Score (IIS), in comparison with the one year outcomes.

Methods: the work is a part of the broader ESPARR study based on the Rhône Registry of Road Traffic Casualties. The ESPARR cohort comprised 1,372 subjects, including 1,168 aged ≥16 years. Among 886 adult subjects who responded to a follow-up questionnaire one year later, the main analysis was carried out on 616 participants, who completed a self-report questionnaire on health, social, emotional and financial status 1 year after a crash. The multiple correspondence analysis and hierarchical clustering method was implemented to produce homogeneous road-crash victim subgroups according to differences in outcome. Baseline (time of accident) predictive factors for subgroup attribution were analysed on weighted multinomial logistic regression models. We used outcomes data at 1-year follow-up of road injury to validate the ability of IIS to predict sequelae.

Results: five different victim groups were identified in terms of consequences one year after the crash: one group (206 subjects, 33.4%) presented few problems, one group with essentially physical sequelae, one group with essentially physical and social problems, and two groups presented many problems (one included more victims with psychological problem and less environment problem). As well as the known prognostic factors of age, initial injury severity and lesion type, socioeconomic fragility and the fact of a relative being involved in the accident emerged as being predictive of poor outcome one year later. IIS, in this injured population, failed to predict sequelae one year later as measured by real data.

Conclusion: one year after a road accident, victims may still experience multiple problems in terms not only of physical health but also of mental health, social life and environment. Poor outcome may be predicted both from accident-related factors and from victims' socioeconomic fragility. These findings are useful in guiding prevention in terms not only of recovery of health status but also of recovery of social life in the best possible environment.

Keywords: outcome prediction, road-crash, Injury Impairment Score, ESPARR.

SOMMAIRE

LISTE DES ABRÉVIATIONS

AAAM	Association for the Advancement of Automotive Medicine
ACM	Analyse des Correspondances Multiples
AIS	Abbreviated Injury Scale
CAH	Classification Ascendante Hiérarchique
CCC	Cubic Clustering Criterion
ESPARR	Étude et Suivi d'une Population d'Accidentés de la Route dans le Rhône
FCI	Functional Capacity Index
GOS	Glasgow Outcome Scale
IC	Intervalle de Confiance
IIS	Injury Impairment Scale
ISS	Injury Severity Score
MAIS	Maximum Abbreviated Injury Scale
MIF	Mesure de l'indépendance fonctionnelle
MIIS	Maximum Injury Impairment Scale
NISS	New Injury Severity Score
OMS	Organisation Mondiale de la Santé
OR	Odds-Ratio
SPC	Syndrome Post-Commotionnel
SSPT	Syndrome de Stress Post-Traumatique
TC	Traumatisme Crânien
UMRESTTE	Unité Mixte de Recherche Épidémiologique et de Surveillance Transport Travail Environnement
WHOQol-Bref	World Health Organization Quality of Life-Bref
ZUS	Zone Urbaine Sensible

LISTE DES FIGURES

LISTE DES TABLEAUX

INTRODUCTION

Se déplacer, notamment sur un espace que l'on partage avec d'autres, souvent nombreux, constitue en soi un danger. Dans la vie quotidienne, la possibilité de se déplacer est un gage d'autonomie. Dès lors, le risque d'avoir un accident est non négligeable et sera d'autant plus grand que les déplacements seront nombreux, plus longs, ou en situation de vulnérabilité, soit par le type de moyens de déplacement utilisé (vélo, marche, …) soit par l'âge (enfants, personnes âgées), soit par la vitesse mise en œuvre, … etc. Selon une estimation concernant les accidents de la circulation pour la période 1996-2004 en France [1], le nombre annuel moyen de blessés (toutes gravités) était de 514300 blessés dont 137000 hospitalisés ; parmi ceux-ci, 60800 étaient des blessés graves[b] parmi lesquels 7500 conserveraient vraisemblablement des séquelles majeures. En effet, une fois l'accident corporel survenu, le temps de consolidation initiale passé, la victime peut conserver des séquelles (physiques, psychologiques, ...). Ces dernières peuvent retentir de façon importante sur la victime et sur sa famille, même dans le cas de blessures considérées initialement comme légères. Toutefois, si la phase aigüe et la phase de reconstruction initiale sont bien connues et prises en charge par les médecins d'urgence, de réanimation et de rééducation fonctionnelle, l'impact de l'accident sur la vie professionnelle, sur l'entourage, ou sur l'environnement de la victime est par contre encore peu étudié, en particulier dans ses dimensions épidémiologiques. En outre, il est difficile de connaître le devenir d'une victime sans informations recueillies lors de suivis systématiques et complets, notamment quand on s'intéresse aux questions des conséquences à long-terme. Par ailleurs, connaître les éléments qui peuvent prédire une évolution plus ou moins favorable dans le temps est indispensable pour parvenir à repérer le plus tôt

---

[b] *Au sens de l'AIS, c'est-à-dire MAIS≥ 3*

possible les blessés "graves à long terme" afin de réorienter la prévention des conséquences des accidents routiers par une prise en charge ciblée et surtout par des mesures d'accompagnement adaptées à chaque victime de la route.

La cohorte ESPARR (Étude et Suivi d'une Population d'Accidentés de la Route dans le Rhône), réalisée au sein de l'Unité Mixte de Recherche Épidémiologique et de Surveillance Transport Travail Environnement (UMRESTTE), a été mise en place pour tenter de répondre à ce challenge. L'étude du suivi des victimes d'accident de la route prenant en compte la multiplicité des conséquences doit permettre de compléter les connaissances sur le devenir de celle-ci. Le travail soutenue ici est une première étape dans cette compréhension et a pour objectif de caractériser les conséquences un an après l'accident chez les victimes adultes, et d'en étudier les facteurs pronostiques.

Le travail est composé de différentes parties :

🔸 L'objectif de la première partie est de présenter les connaissances actuelles sur l'insécurité routière à travers une revue de la littérature internationale circonscrite aux études sur le devenir des victimes d'accidents de la route. L'état des questions sur les conséquences d'accidents de la route est ensuite analysé en justifiant la nécessité de la mise en place d'une étude de cohorte en France ainsi que la nécessité d'un outil prédictif standard pour prédire les conséquences d'un accident. Ce fait permet d'orienter notre étude vers une contribution aux connaissances de la sécurité routière dans le cadre international. Trois objectifs précis sont donc déterminés pour ce travail.

🔸 La partie "matériels et méthodes" contient d'abord une présentation brève du projet ESPARR, projet dans lequel est inclus ce travail. Les données utilisées sont ensuite citées par période de recueil, soit au moment de l'accident et à un an. Les informations importantes concernant les divers scores et variables recodées complètent la présentation des matériels utilisés pour ce travail. Quant aux méthodes statistiques, un rappel des méthodes générales ainsi que celle de la pondération sont présentées. Ensuite, sera expliqué comment les données manquantes ont été traitées. Les aspects méthodologiques spécifiques de la technique de datamining, une des méthodes importantes appliquées à ce travail, sont exposés en justifiant l'intérêt de l'utilisation de cette technique ainsi que sa mise en œuvre sur nos données.

- En ce qui concerne les résultats, ils sont organisés en trois parties correspondantes aux trois objectifs de ce travail. Les analyses préliminaires sont d'abord présentées pour fournir une vue globale des caractéristiques de la population d'étude. Ensuite, les résultats qui font l'objet des articles publiés ou en cours sont introduits en tant que tels. Des informations complémentaires sont présentées le cas échéant.

- La dernière partie propose une discussion générale des résultats et leur mise en perspective. Précisément, des résultats principaux sont synthétisés avant de discuter sur des points forts et sur des limitations de ces travaux. Enfin, notre point de vue sur l'application de nos résultats et quelques propositions pour des recherches ultérieures sont présentés.

1. AVANT-PROPOS

1.1. Connaissances actuelles sur l'insécurité routière

Une fois l'accident corporel survenu et le temps de consolidation initiale passé, la victime peut conserver des séquelles (physiques, psychologiques, ...). Ces dernières peuvent retentir de façon importante sur elle et sa famille, même dans le cas de blessures considérées initialement comme légères. Afin d'évaluer au mieux les séquelles chez la victime, il faut avoir une connaissance bien précise de chaque lésion et de sa propre gravité.

1.1.1. Données chiffrées

Une baisse régulière du nombre de victimes qui concerne essentiellement les décès et les blessés légers

Malgré l'augmentation du trafic dans le monde, le nombre d'accidents corporels (tués et blessés) a fortement baissé à partir des années soixante-dix. La *Figure 1* montre une baisse significative du taux de mortalité par accident de la route dans certains pays à revenus élevés.

Figure 1 : Évolution du taux de mortalité par accident de la route dans certains pays à revenus élevés
(Source : Rapport de situation sur la sécurité routière dans le monde. Genève, Organisation mondiale de la Santé, 2009)

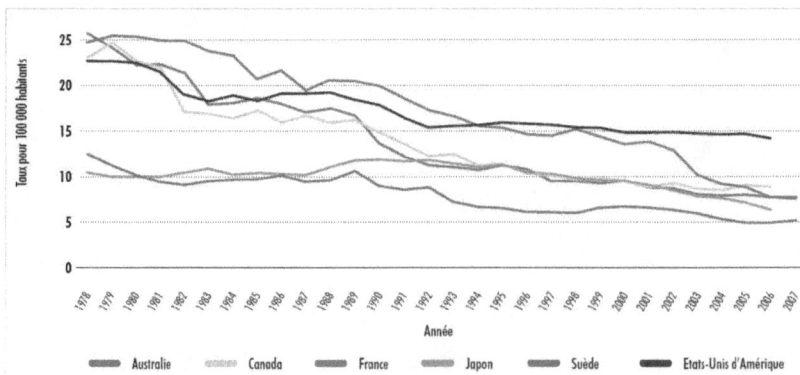

Toutefois, selon le rapport de la situation de la sécurité routière dans le monde, réalisé en 2009 par l'Organisation Mondiale de la Santé (OMS) [2], les accidents de la circulation provoquent encore chaque année plus de 1,2 million de décès et 20 à 50 millions de traumatismes non mortels. La situation suivant les pays apparait cependant très contrastée : parmi les tués, 90% vivaient dans un pays à faible ou moyen revenu.

En France, le nombre de tués et de blessés sur la route diminue fortement. En effet, depuis 2002, le nombre de personnes tuées sur les routes a pratiquement diminué de moitié (*Figure 2*). Cette évolution encourageante s'est poursuivie jusqu'en 2009. Ces progrès attestent de l'efficacité du programme gouvernemental démarré en 2002 pour lutter contre l'insécurité routière.

Figure 2 : Accidentalité en France métropolitaine de 1953 à 2009
(Source : les grandes lignes du bilan de la sécurité routière 2009. Observatoire national interministériel de la sécurité routière-Juillet 2010. Disponible à http://www.securiteroutiere.gouv.fr/)

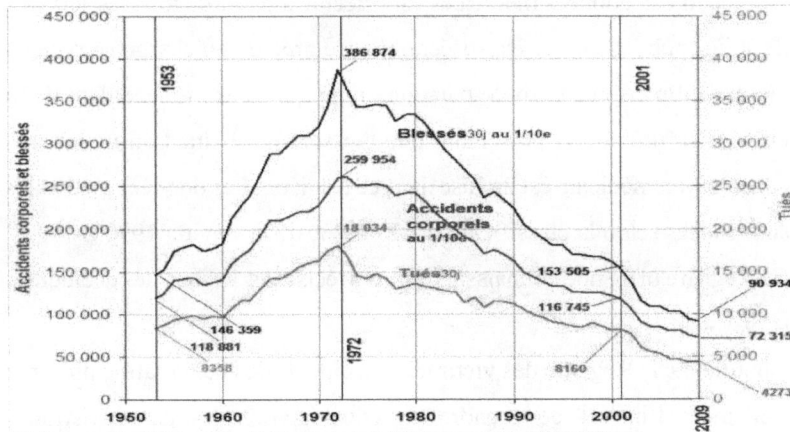

NB : Toutes données BAAC. Pour s'affranchir des changements de définition (passage du tué à 3 j au tué à 6 j en 1967, puis au tué à 30 j en 2004), les effectifs de tués et blessés ont tous été convertis en équivalents à 30 j.

Les lésions dues aux accidents de la circulation routière sont variées et peuvent être multiples

D'après une enquête standardisée menée en 2008 par l'OMS dans 178 pays [2], il n'existe aucun enregistrement statistique systématique des accidents corporels. Les connaissances obtenues sont souvent venues d'études réalisées sur des populations particulières de victimes de la circulation routière [1, 3-35], ce qui rend difficile une vision globale.

En France et pour la première fois en Europe, un Registre d'accidentés de la circulation dans le département du Rhône a été mis en place dès 1995. Il s'agit du seul registre des accidentés de la route fonctionnant sur le principe d'un enregistrement continu des victimes d'accidents corporels de la circulation routière, et comprenant une description précise des lésions, des caractéristiques des victimes et des circonstances de survenue de l'accident.

Le recueil des données médicales est effectué à partir de tous les services de soins, publics ou privés, susceptibles de prendre en charge ce type de victimes. Précisément, toute personne impliquée dans un accident de la circulation routière et présentant une blessure nécessitant au moins une consultation médicale est incluse dans ce Registre. Les données médicales sont codées selon la classification AIS[c] issue de la version 1990 [36, 37].

Ce Registre offre une connaissance plus précise des lésions des accidentés [1, 10, 38-42].

Par ailleurs, le Registre des victimes d'accidents de la circulation présente également l'intérêt de prendre en considération les caractéristiques individuelles et les modes de déplacement des victimes.

---

[c] **L'AIS (Abbreviated Injury Scale)** *résulte d'un consensus fondé sur un repère anatomique qui classe une blessure au sein d'un territoire corporel selon une échelle de sévérité à 6 chiffres variant de 1 (blessures mineures) à 6 (au-delà de toute ressource thérapeutique).*

S'agissant des lésions, selon les chiffres du Registre du Rhône pour la période 2006-2009 [43], 63321 lésions ont été enregistrées (1,9 lésion par victime en moyenne). La grande majorité des victimes (73,8%) ne présentait qu'une ou plusieurs lésion(s) mineure(s) (MAIS^d =1). Les membres sont les territoires corporels les plus fréquemment touchés, suivis par la colonne vertébrale et la tête (*Tableau 1*). La tête compte pour un quart des atteintes chez les piétons, un cinquième chez les automobilistes, et seulement une zone atteinte sur dix chez les usagers de deux-roues à moteur. L'abdomen ne représente qu'une petite part des atteintes pour les cinq types d'usagers. La répartition des zones corporelles atteintes, toutes gravités confondues, est différente d'un type d'usagers à l'autre. Plus de la moitié des atteintes concernent les membres pour les usagers de deux-roues à moteur, de patins, planches, trottinettes, les piétons et cyclistes et moins d'un tiers pour les automobilistes. Les atteintes du cou, du thorax et de la colonne vertébrale concernent quant à elles plus spécifiquement les automobilistes.

---

^{d} *Le MAIS (**Maximum Abbreviated Injury Scale**) est l'AIS le plus élevé recensé chez un blessé ayant subi des lésions multiples. Il est utilisé par les chercheurs pour définir le niveau global de sévérité des lésions.*

Tableau 1 : Effectifs des victimes touchées par région corporelle, pour les principaux types d'usagers, toutes gravités confondues (2006-2009, Registre du Rhône) (Source : Registre du Rhône des victimes d'accidents de la circulation routière)

	Voiture	2 Roues motorisés	Vélo	Piétons	Patins, planche, trottinette	Total
	n= 14121 *(%)*	n= 8922 *(%)*	n= 5056 *(%)*	n= 2911 *(%)*	n= 1107 *(%)*	n= 32117 *(%)*
Tête	2783 *(19,7)*	1065 *(11,9)*	797 *(15,8)*	753 *(25,9)*	89 *(8,0)*	5487 *(17,1)*
Face	1368 *(9,7)*	592 *(6,6)*	1086 *(21,5)*	461 *(15,8)*	176 *(15,9)*	3683 *(11,5)*
Cou	2526 *(17,9)*	335 *(3,8)*	143 *(2,8)*	107 *(3,7)*	13 *(1,2)*	3124 *(9,7)*
Thorax	2977 *(21,1)*	917 *(10,3)*	366 *(7,2)*	294 *(10,1)*	25 *(2,3)*	4579 *(14,3)*
Abdomen	900 *(6,4)*	569 *(6,4)*	199 *(3,9)*	177 *(6,1)*	30 *(2,7)*	1875 *(5,8)*
Colonne vertébrale	6482 *(45,9)*	1059 *(11,9)*	337 *(6,7)*	378 *(13,0)*	40 *(3,6)*	8296 *(25,8)*
Membre supérieur	3042 *(21,5)*	3853 *(43,2)*	2353 *(46,5)*	888 *(30,5)*	568 *(51,3)*	10704 *(33,3)*
Membre inférieur	2422 *(17,2)*	5321 *(59,6)*	1647 *(32,6)*	1806 *(62,0)*	311 *(28,1)*	11507 *(35,8)*
Peau	683 *(4,8)*	1875 *(21,0)*	812 *(16,1)*	437 *(15,0)*	68 *(6,1)*	3875 *(12,1)*

% en colonne ; une victime peut être atteinte sur plusieurs régions corporelles.

En considérant uniquement les lésions sévères (MAIS≥4), sur la période 2006-2009, 628 victimes en sont atteintes. Ces lésions, pouvant mettre en jeu le pronostic vital, touchent principalement le thorax et la tête (respectivement 56,2% et 50,5%). Pour ce niveau de gravité, les automobilistes représentent 33,8% (n=212) des victimes, les usagers de deux-roues à moteur 34,7% (n=218), les piétons 20,5% (n=129), les cyclistes 10,3% (n=129). Plus de deux tiers des piétons et cyclistes concernés par ce type de lésions souffrent d'une lésion sévère à la tête. En revanche, chez les automobilistes et usagers de deux-roues à moteur, les lésions au thorax sont plus fréquentes que les lésions à la tête. Ces deux derniers types d'usagers sont les plus concernés par des lésions touchant la colonne vertébrale, et l'abdomen. Les lésions sévères des membres inférieurs concernent (en proportion) particulièrement les piétons (*Tableau 2*).

Tableau 2 : Effectifs des victimes souffrant de lésions sévères (MAIS≥4) par région corporelle, pour les principaux types d'usagers (2006-2009, Registre du Rhône)

	Voiture	2 Roues motorisés	Vélo	Piétons	Patins, planche, trottinette	Total
	n = 212 (%)	n = 218 (%)	n = 65 (%)	n = 129 (%)	n = 4 (%)	n=628 (%)
Tête	108 (50,9)	99 (45,4)	46 (70,8)	96 (74,4)	4 (100)	353 (56,2)
Face	3 (1,4)	2 (0,9)	1 (1,5)	1 (0,8)	0 (0)	7 (1,1)
Cou	0 (0,0)	0 (0,0)	1 (1,5)	0 (0,0)	0 (0)	1 (0,2)
Thorax	117 (55,2)	134 (61,5)	17 (26,2)	49 (38,0)	0 (0)	317 (50,5)
Abdomen	30 (14,2)	36 (16,5)	4 (6,2)	12 (9,3)	0 (0)	82 (13,1)
Colonne vertébrale	21 (9,9)	24 (11,0)	6 (9,2)	6 (4,7)	0 (0)	57 (9,1)
Membre inférieur	4 (1,9)	8 (3,7)	1 (1,5)	10 (7,8)	0 (0)	23 (3,7)
Membre supérieur	0 (0,0)	0 (0,0)	0 (0,0)	0 (0,0)	0 (0)	0 (0,0)
Peau	3 (1,4)	0 (0,0)	0 (0,0)	0 (0,0)	0 (0)	3 (0,5)

% en colonne ; une victime peut être atteinte sur plusieurs régions corporelle

Des conséquences prévisibles

En excluant le risque de décès, les personnes qui survivent après un accident peuvent potentiellement conserver des séquelles. Grâce à la codification précise des lésions, dès l'admission, il est possible de prévoir les séquelles probables à un an en utilisant l'IIS[e] (Injury Impairment Scale) [44, 45], un indice couplé à l'AIS.

Sur une période de 4 ans (données du Registre pour la période 2006-2009), 283 victimes parmi les 32117 recensées dans le département du Rhône vont vraisemblablement garder au moins une séquelle majeure (IIS≥3[f]).
de la répartition entre les zones corporelles de ces séquelles montre des différences d'un type d'usagers à l'autre (

Tableau 3). Il s'ensuit que la tête est la principale région responsable de ces séquelles (58%), suivi des membres inférieurs (31,8%) ; dans le cas de séquelles à la tête, les piétons sont particulièrement concernés ; quant aux deux-roues motorisés, ils apparaissent sensiblement exposés au niveau des membres inférieurs.

---

[e] *L'IIS (Injury Impairment Scale) est un indice international utilisé pour prévoir les séquelles engendrées par les lésions initiales un an après accident. Par analogie avec l'AIS, l'IIS a sept niveaux de gravité avec 0 comme fonction normale et 6 comme niveau de handicap maximal. (Voir la partie 2.3.1.2)*
[f] *IIS=3 : niveau de handicap seulement compatible avec certaines fonctions usuelles.*

Tableau 3 : Effectifs des victimes touchées par région corporelle, pour les principaux types d'usagers, lésions responsables des séquelles majeures IIS≥3 (2006-2009, Registre du Rhône)

	Voiture	2 Roues motorisés	Vélo	Piétons	Patins, planche, trottinette	Total
	n = 76 (%)	n = 98 (%)	n = 36 (%)	n = 65 (%)	n = 8 (%)	n=283 (%)
Tête	45 (59,2)	47 (48,0)	20 (55,6)	51 *(78,5)*	1 (12,5)	164 *(58,0)*
Face	0 (0,0)	0 (0,0)	0 (0,0)	0 (0,0)	0 (0,0)	0 (0,0)
Cou	1 (1,3)	0 (0,0)	0 (0,0)	0 (0,0)	0 (0,0)	1 (0,4)
Thorax	0 (0,0)	1 (1,0)	0 (0,0)	0 (0,0)	0 (0,0)	1 (0,4)
Abdomen	0 (0,0)	0 (0,0)	0 (0,0)	0 (0,0)	0 (0,0)	0 (0,0)
Colonne vertébrale	7 (9,2)	18 (18,4)	5 (13,9)	3 (4,6)	0 (0,0)	33 (11,7)
Membre supérieur	1 (1,3)	3 (3,1)	0 (0,0)	0 (0,0)	0 (0,0)	4 (1,4)
Membre inferieur	25 (32,9)	35 *(35,7)*	11 *(30,6)*	12 (18,5)	7 (87,5)	90 *(31,8)*
Peau	0 (0,0)	0 (0,0)	0 (0,0)	0 (0,0)	0 (0,0)	0 (0,0)

1.1.2. Études exploitant le côté complexe du devenir des victimes d'un accident

La revue de littérature permet de synthétiser des études sur le devenir des victimes d'un accident de la route. On peut citer les études[g] par zone géographique:

⊹ En Suède, une étude de cohorte a été réalisée il y a 30 ans : la "Thorson's study" [46]. Cette cohorte a regroupé 830 victimes d'accident de la route hospitalisées entre 1965 et 1966 à l'hôpital Upsala. Différents suivis ont été réalisés entre 1968 et 1970 pour étudier les conséquences concernant la santé physique, psychologique et sociale après l'accident. Une autre cohorte a été mise en œuvre 25 ans après la "Thorson's study" dans le but d'étudier la récupération de l'état de santé et le coût des soins chez les victimes d'accidents de la route [47]. Andersson et al. ont réalisé un suivi pendant 2 ans chez 84 sujets de 10 à 80 ans (55% <30 ans), ayant un $ISS \geq 9$[h], pour étudier les conséquences de l'accident sur leur vie quotidienne et sociale [48]. Cette équipe de recherche a également mise en place une étude fondée sur les données du Registre de Götegorg intégrant 112 victimes adultes et permettant d'évaluer la capacité de récupération 2 ans après l'accident [49]. Enfin, une autre étude, réalisée sur une population plus importante de 318 patients, à évaluer au travers de questionnaires à 1 et 6 mois après accident, la répercussion de l'accident sur la santé, les activités de la vie quotidienne ainsi que sur la capacité de travail [50].

---

[g] *Les études citées ensembles dans une même parenthèse font partie d'un même projet de recherche*
[h] *ISS (Injury Severity Score) est la somme des carrés des AIS des 3 lésions les plus graves, survenues dans trois territoires corporels différents.*

En Suisse, deux populations de blessés graves ont fait l'objet d'un suivi pour étudier les conséquences multiples à long-terme après un traumatisme. La première étude concerne un suivi pendant 5 ans de 72 patients polytraumatisés lors d'un accident survenu entre 1968 et 1969 [51]. Quant à la deuxième étude, 167 patients ayant un ISS[i] >17 ont suivi un entretien et un examen médical entre 5 et 8 ans après leur accident survenu entre 1980 et 1983 [52].

Aux Pays-Bas, un groupe de 74 patients adultes gravement blessés (âge ≥16, ISS≥16), hospitalisés en 1989 a été recontacté par Van der Sluis et ses collaborateurs 6 ans après l'accident. Un questionnaire par voie postale leur a été envoyé pour connaître les conséquences physiques, psychologiques et sociales causées par leur accident [53, 54].

Au Royaume-Uni, une cohorte a regroupé tous les patients adultes gravement blessés (âge≥16, ISS>15), qui se sont présentés dans les 16 hôpitaux de la région de Mersey et de North-Wales pendant 12 mois entre 1989 et 1990 (étude "EPITOME"). Parmi les 212 sujets inclus, 158 ont été suivis pendant 5 ans pour mesurer les conséquences physiques et psychologiques de l'accident [55, 56]. En 1998, une autre cohorte de 1148 sujets, âgés de 17 à 69 ans, qui se sont présentés au service d'urgence de l'hôpital John Radcliffe (Oxford, Royaume-Uni) après un accident de la route a été mise en place. Les sujets ont été invités à compléter un questionnaire initial, à 3 mois, 12 mois et 3 ans après l'accident et les données recueillies concernaient l'état de santé et les différents problèmes rencontrés suite à l'accident [28, 57-64]. Mayou et ses collaborateurs ont réalisé une enquête chez une centaine de victimes d'accidents de la route

---

Une personne ayant un ISS ≥ 9 signifie qu'elle a au moins une lésion avec AIS ≥3 ou a beaucoup de lésions avec AIS <3

pour étudier les répercussions de l'accident à la fois sur leur santé physique, leur situation financière et leur qualité de vie à travers des questionnaires à 1 et 5 ans après accident [65]. Dans une autre étude, 38 patients hospitalisés, âgés de 18 à 70 ans ont fait l'objet de suivis pendant un an pour évaluer les répercussions de l'accident sur la qualité de vie [66].

⁑ Aux États-Unis, le "Trauma Recovery Project" est une large étude épidémiologique prospective réalisée en Californie, par Holbrook et son équipe, entre 1993 et 1996. 1048 sujets, âgés de 18 ans et plus ont été suivis pendant 18 mois afin d'étudier les conséquences après un traumatisme majeur. Celles-ci concernaient la qualité de vie et les séquelles psychologiques comme la dépression et le syndrome de stress post-traumatique (SSPT) à l'inclusion, à 6 mois, 12 mois et 18 mois après un traumatisme [67-73]. Read et ses collaborateurs ont constitué une étude ciblée sur les conducteurs victimes d'un accident de la route avec des blessures aux membres inférieurs [74]. Dans leur étude, 65 sujets font l'objet de suivis à six mois et à un an pour analyser les conséquences physiques et psychiques de l'accident.

⁑ En Finlande, 101 sujets gravement blessés (ISS≥9) ont été recontactés entre 5 et 20 ans après leur traumatisme pour évaluer l'efficacité de la prise en charge médicale sur leur devenir [75]. Un autre suivi a été réalisé en Finlande en 1998 par Miettinen et son équipe à partir des données concernant plus d'une centaine de victimes d'accidents de la route, ayant une blessure cervicale. Cette étude avait pour but d'étudier l'effet des "coups du lapin" sur l'état de santé des victimes 1 an et 3 ans après l'accident [76-79].

En Norvège, 2016 victimes d'un accident routier, dont 1174 sujets âgés de plus de 15 ans, ont été enquêtés sur leur devenir après l'accident [80]. Le délai entre le moment de l'accident et de l'enquête variait entre 0,5 et 4,5 ans.

Certaines études réalisées en France se sont aussi intéressées aux victimes accidentées de la circulation.

➤ Les trois premières se sont basées sur des données recueillies en Franche-Comté. La première s'intéresse au devenir de 60 jeunes blessés graves (âgés de 15 à 24 ans, ayant été hospitalisés plus de 6 jours) 5 ans après leur accident de la circulation survenu en 1991 [81]. La seconde concerne une étude sur l'ensemble des conséquences familiales, sociales et professionnelles de 237 victimes ayant subi un traumatisme crânien grave après un accident survenu entre 2000 et 2004 [tous types confondus: travail, circulation (82%), agression, domestique, ...]. Les informations ont été obtenues à travers la consultation des dossiers d'expertise médicale. Dans cette étude, le délai moyen entre la date de l'accident et la date de la consolidation était de 2,6 ans avec un maximum de 17 ans [82]. Parallèlement à cette dernière, une autre étude rétrospective a été mise en œuvre ciblée sur les motards accidentés. Elle a le même objectif que l'étude précédente avec un délai moyen de 3,4 ans entre la date de l'accident et la date de l'enquête [83].

➤ Par ailleurs, une équipe de recherche bordelaise a également réalisé des études ciblées chez des traumatisés crâniens graves en Aquitaine pour évaluer leur devenir quelques années après l'accident [84, 85]. La première concernait une étude transversale dont le but était d'évaluer chez 79 traumatismes crâniens (31,1 ans en moyenne), l'association entre les répercussions sur l'activité sociale 5 ans après l'accident et les déficiences neuropsychologiques. Quant à la deuxième étude, elle visait à étudier auprès de 79 traumatisés crâniens leur devenir psychosocial et leur satisfaction de vie plusieurs années après leur hospitalisation.

Ces projets donnent un premier aperçu du devenir des victimes après un traumatisme. Différents types de séquelles sont décrits chez les victimes d'accidents de la route comme l'existence d'une limitation fonctionnelle [34, 41, 47, 61, 66, 80, 86-91], la persistance de douleur [47, 59, 64, 92, 93], la présence de problèmes médicaux [28, 47, 48, 61, 65, 80, 91, 94-97], une invalidité [34], une mauvaise récupération de la santé [47, 50, 59, 66, 74, 77-80, 94, 98-103], la présence d'un syndrome post-commotionnel (SPC) (spécifiquement lié aux lésions à la tête) [104], l'existence d'un SSPT [28, 57, 59, 60, 62, 65, 95, 99, 105-120], ou d'une dépression [66, 74]. Par ailleurs, sur le plan quotidien, ces séquelles sont à même de provoquer des perturbations des activités journalières [34, 59, 121], des difficultés pour retourner au travail [28, 34, 48, 66, 74, 102, 107, 122-125], et des difficultés financières [28, 61, 65, 66, 74, 91]. Du fait de la présence de séquelles, les victimes jugent souvent amoindris leur bien-être [72] et leur qualité de vie [4, 47]. Au-delà des conséquences qui affectent directement la vie familiale ou sociale (vie civile, activités culturelles et loisirs) de la victime [28, 34, 59, 61, 65, 82, 95, 126-129], l'accident peut également avoir des conséquences sur la société en général ce qui est traduit par une augmentation d'utilisation des ressources [28, 59].

Au regard de la multiplicité des conséquences [28, 48, 59, 61, 64-66, 74, 80, 130], celles-ci apparaissent inextricablement liées entre elles. De ce fait, une analyse prenant en compte l'ensemble de ces conséquences permettrait donc d'avoir une vue plus complète du devenir des victimes. Nonobstant l'existence de recherches sur les diverses conséquences de l'accident, aucune ne permet réellement de connaitre le profil complet du devenir des victimes. Par ailleurs, la majorité d'entre elles porte sur des effectifs relativement réduits, avec des suivis rarement supérieurs à 3 ans. De même, ces études apparaissent plutôt transversales et se focalisent souvent sur une population spécifique (les victimes avec coup du lapin, les traumatisés crânien, …). En définitive, les connaissances sur les conséquences à long terme ainsi que sur leurs facteurs prédictifs chez les victimes restent encore limitées.

1.1.3. Facteurs associés aux conséquences de l'accident

La connaissance des éléments qui peuvent prédire une évolution plus ou moins favorable au cours du temps est indispensable pour parvenir à repérer le plus tôt possible les blessés "graves à long terme" ; ceci afin de réorienter la prévention des conséquences des accidents routiers par une prise en charge ciblée et surtout par des mesures d'accompagnement adaptées à chaque victime de la route.

À travers les études de suivi de victimes d'accident de la circulation routière, il est possible de distinguer différents types de facteurs individuels liés aux conséquences dans le temps. Il s'agit:

- soit de facteurs médicaux liés à l'accident (degré de gravité, type de lésion, …) ;
- soit de facteurs liés à l'état de santé antérieur à l'accident (troubles préexistants, habitudes médicamenteuses, habitudes toxiques, …) ;
- soit de facteurs sociodémographiques (âge, sexe, catégorie socioprofessionnelle, situation familiale, niveau d'étude, …) ;
- soit de données accidentologiques (circonstances de l'accident, responsabilité de l'accident, …).

Suite à un accident, la victime a subi des blessures qui provoquent directement une dégradation de sa santé. Plus **l'état de santé** de la victime est affecté par l'accident, plus elle a besoin de temps pour récupérer [59, 61, 65, 78, 79, 92-94, 98, 104, 106, 109, 117, 122]. Ce mauvais état médical peut être confirmé par un score de gravité élevé [59, 61], un trauma multiple [93, 94, 98], une présence des signes de troubles psychologiques très tôt [65, 92, 106, 109, 122], ou bien encore par l'existence de douleurs importantes causées par la blessure [78, 117]. Il est possible qu'une victime considérée comme légèrement blessée ait des conséquences post-accidentelles remarquables. C'est le cas des victimes ayant des douleurs chroniques [78, 131]. Le type de lésion est un des indicateurs permettant de prévoir les conséquences après l'accident tels que la présence du "coup du lapin" [13, 64, 65, 76-79, 86, 96, 106, 132-138] ou une blessure à la tête [34, 104].

Par ailleurs, sachant que **la comorbidité** accompagne le patient dans sa vie quotidienne, elle a un rôle déterminant dans diverses phases de l'accident. En effet, elle est non seulement un facteur de risque de mortalité ou de blessures lors de l'accident, mais elle est aussi un facteur qui complique la récupération de la santé chez la victime. D'après les précédentes études, les blessés ayant des douleurs physiques avant l'accident ont plus de risque d'avoir des douleurs à 3 ans [92], et ceux ayant eu des problèmes psychologiques avant l'accident ont aussi un risque accru d'avoir d'autres problèmes psychologiques post-accidentels [61, 113, 114, 117].

En ce qui concerne les **caractéristiques sociodémographiques** de la victime, pour un niveau de gravité égal, les conséquences après l'accident sont différentes selon les caractéristiques de chaque individu. En effet, il est connu que les personnes âgées sont les victimes les plus fragiles et pour lesquelles les complications médicales suite à un traumatisme sont les plus fréquentes [139, 140]. Le niveau de récupération après l'accident n'est donc pas comparable à celui des jeunes dans les mêmes conditions de la prise en charge [34, 80, 93, 97, 98, 122]. Par conséquent, les victimes âgées, souvent de 65 ans et plus, sont parfois étudiées séparément pour assurer une bonne homogénéité de la population d'étude [9, 11, 23, 97, 141-149]. Parallèlement à l'âge, le genre est également un facteur sociodémographique avancé pour prédire le devenir de la victime. Toutefois, les données de la littérature sont contradictoires : certains ont trouvé que le risque d'un mauvais devenir est plus élevé chez les femmes que chez les hommes [9, 64, 66, 72, 98, 117], d'autres ont obtenu des résultats inverses [16, 25, 34]. L'intervention de la personnalité jouerait un rôle important sur la réintégration à la vie normale de la victime [113, 150], par exemple une stratégie de coping active est associée à une meilleure récupération post-accidentelle. À part l'âge et le sexe, la capacité à faire face dépend aussi de facteurs individuels tels que les indices témoignant du niveau d'étude ou du niveau de vie de la victime (la catégorie socio-professionnelle, le revenu, le statut de propriétaire du logement, la zone d'habitat, ...). Les études antérieures montrent que les victimes récupèrent mieux dans le cas d'un emploi "favorable" [122], d'un meilleur salaire [98], d'un niveau d'éducation plus élevé [50, 77, 99] ou bien ne serait-ce que par le fait d'être actuellement en activité professionnelle [34, 50].

Quant aux facteurs liés à l'accident, plusieurs études ont montré que les sujets considérés comme **non responsables de leur accident** [38, 151-153] ont moins de chance de bien récupérer après l'accident. Ce phénomène pourrait être mis en relation avec un sentiment d'être injustement accablé par le mauvais sort. De plus, la responsabilité peut se traduire parfois par des manifestations de la victime auprès de la justice [61, 78, 98, 154, 155], ou de l'assurance maladie [64].

À part les facteurs qui viennent d'être cités, **la fragilité socioéconomique**, considérée comme un indice permettant d'avoir une idée des moyens financiers de la victime, et donc de sa capacité à assurer le coût des soins et une période sans travail, peut jouer un rôle dans la réintégration à la vie courante de la victime. Cependant, dans la littérature, aucun résultat ne permet de confirmer cette hypothèse.

Les associations les plus connues entre les facteurs prédictifs et les conséquences de l'accident chez les adultes : En résumé, outre la gravité de la lésion initiale (facteur le plus déterminant de persistance de conséquences après l'accident), les victimes ayant un problème de santé antérieur à l'accident, les victimes plus âgées, les femmes, les victimes ayant un niveau d'étude ou ayant un niveau de vie plus bas semblent être les sujets qui ont le plus de risque d'avoir un mauvais pronostic après un accident de la circulation routière. Il faut souligner que le type d'usagers joue un rôle indirect pour prédire les conséquences après l'accident. Autrement dit, le type d'usagers est fortement lié à la gravité et à la région corporelle affectée par l'accident. Les études précédentes ont montré que les piétons [17, 27, 28], les deux roues motorisés [3, 14, 28, 34, 117] ont plus de risque de blessure grave que les usagers de quatre roues ; des blessures aux membres inférieurs dominent chez les piétons et les deux roues motorisés [66, 74, 131, 156, 157]; des blessures crâniennes dominent chez les deux roues motorisés [4, 63, 102, 104, 108, 158-161], le coup du lapin domine chez les usagers des voitures [13, 40, 64, 65, 76-79, 86, 96, 106, 132-138, 162-166]. Pour minimiser les biais liés au type d'usagers, les études se focalisent parfois sur une population précise, les cyclistes [3, 21, 34, 161, 167, 168], ou les piétons [20, 29, 32, 161, 169], ou les usagers des voitures [32, 170-174] pour mieux évaluer les facteurs prédictifs du devenir des victimes de l'accident de la route. Par ailleurs, certaines études précédentes ont trouvé d'autres facteurs accidentologiques qui sont associés aux conséquences post-accident tels que les équipements de sécurité, le type de collision lors de l'accident [92], une vitesse trop élevée, un mauvais état de la route [34]. Par ailleurs, l'estimation subjective négative de la victime sur sa santé suite à l'accident [78, 92] ou le fait d'avoir besoin d'une aide suite à l'accident [49] ont aussi été démontrés comme des facteurs liés aux conséquences de l'accident. En revanche, ces facteurs, considérés comme essentiellement associés au niveau de gravité des blessures, sont peu étudiés comme facteurs prédictifs des conséquences post-accidentelles à l'exception du type d'usagers [113].

1.2. État de la question sur les conséquences de l'accident de la circulation routière

1.2.1. Nécessité de la mise en place d'une étude de cohorte en France

Malgré une bonne disponibilité des études sur les conséquences de l'accident de la route, le manque d'approche globale limite notre point de vue sur le devenir des victimes. Peu d'études ont exploité ce côté complexe du devenir des victimes d'un accident de la route, la plupart ayant uniquement étudiée la qualité de vie [4, 47, 66, 80, 175-177]. Les victimes ayant des conséquences importantes à long terme peuvent avoir une qualité de vie moins bonne que les autres. Cependant, la qualité de vie, rapportée aux victimes, inclut plusieurs aspects de conséquences, non seulement liées à l'accident, mais probablement liées à d'autres événements intercurrents. Une étude prenant en compte le maximum possible d'informations est idéale pour mieux comprendre le rôle des différentes caractéristiques des victimes intervenant sur leur devenir ; cela permettrait d'éviter les biais dus aux corrélations entre différentes conséquences étudier [4, 47, 66, 80, 175, 176]. Cependant, les études disponibles à ce jour ont souvent étudié une seule dimension du devenir des victimes.

La plupart des victimes de traumatismes majeurs causés par les accidents de la route ont maintenant une bonne chance de survie. Certaines études réalisées en France se sont déjà intéressées à ce sujet [81-85]. Cependant, une nouvelle contribution est nécessaire pour compléter ces connaissances partielles.

Le Registre du Rhône a permis la mise en place de différentes études qui ont contribué à une meilleure connaissance sanitaire et sociale de la victime et à une meilleure compréhension de l'apparente augmentation de la gravité des accidents de la route [1, 10, 38-42]. Cependant, les informations sur la répercussion sur les victimes après l'accident n'étant pas disponibles à partir de ces dernières, aucun suivi après l'accident n'a été réalisé avant l'étude ESPARR.

Depuis 2002, la sécurité routière a fait partie de l'un des trois programmes gouvernementaux les plus importants en France. Même si une baisse du nombre de personnes tuées est constatée, et ce, par l'intermédiaire de mesures de police telles que le renforcement du contrôle de l'alcool et de la vitesse, la diminution du nombre de victimes graves n'est pas aussi marquée. La réduction de la prévalence et de l'impact des traumatismes majeurs est donc devenue un des enjeux majeurs de la sécurité routière [39]. Afin de mieux mesurer l'ampleur et l'évolution des conséquences des accidents de la circulation routière, la mise en place d'une étude de cohorte est évidemment très utile.

1.2.2. Nécessité d'un outil prédictif standard pour prédire les conséquences d'un accident

Plusieurs facteurs ont été identifiés par des modèles statistiques comme facteurs pronostiques de conséquences après un traumatisme. Les interactions entre ces facteurs sont difficiles à prendre en compte. Il n'est donc pas facile pour les professionnels de santé de déterminer, à partir de ces facteurs, qu'elle sera l'évolution de l'état de santé pour une victime donnée ;

en effet, ces facteurs ont été déterminés à partir de calculs complexes ou manquent d'estimation quantitative fiable. Un outil prédictif standard (score, échelle, …), qui serait simple et facile à utiliser, serait plus approprié aux professionnels de santé pour identifier les patients qui garderont des séquelles d'un traumatisme afin d'assurer une prise en charge plus personnalisée. La nécessité de disposer de ces outils est évoquée depuis longtemps. Des outils d'évaluation sont déjà disponibles, mais sachant que notre travail concerne seulement les victimes ayant un traumatisme causé par un accident de la route, nous nous intéressons plutôt aux outils qui ont déjà été utilisés dans ce type population. À ce jour, les outils d'évaluation des conséquences d'un traumatisme peuvent être distingués en trois types:

- Premièrement, ce sont les outils d'évaluation clinique utilisables après un traumatisme pour évaluer l'état médical et/ou fonctionnel des patients à un moment donné [45, 178-189]. Dans certains cas, ces outils peuvent servir à prédire la probabilité de mortalité après un traumatisme [45, 180-193]. Certains sont très utiles en médecine de réadaptation fonctionnelle pour suivre l'évolution de la récupération fonctionnelle des sujets.

- Deuxièmement, ce sont les outils d'évaluation de la qualité de vie ou de santé [121, 194-213], qui pour la plupart d'entre eux, permettent d'évaluer la qualité de vie ou de santé d'un patient à un moment donné à partir de ses réponses à un questionnaire [13, 60, 61, 64, 66, 71, 72, 74, 78, 89-91, 96, 98, 102, 109, 113, 114, 116, 120, 151, 159, 177, 192, 214-226]. Ces outils (scores, échelles, questionnaires, …) sont souvent standardisés. Par ailleurs, pour obtenir les informations supplémentaires concernant les conséquences familiales, sociales ou professionnelles, et si elles ne sont pas comprises dans les échelles générales utilisées pour mesurer la qualité de vie, des auto-questionnaires complémentaires sont utilisés. Par exemple, dans l'étude de Read et son équipe [66], les informations concernant le retour au travail, le coût associé à la réhabilitation sont demandés aux victimes. Les effets de l'accident sur le financement, le travail et les difficultés dans les activités quotidiennes ou sociales ont été demandés à trois mois et un an après l'accident dans une étude de Mayou et Bryant [61, 64]. Le tableau ci-dessous résume les différents outils qui sont utilisés pour évaluer les conséquences après un traumatisme dans une population d'accidentés de la route.

Tableau 4 : Différents outils évaluant les conséquences après un traumatisme, déjà appliqués dans une population d'accidentés de la route

$ Score/Référence	Note
Outils d'évaluation clinique	
MAIS (Maximum Abbreviated Injury Scale) [178]/[186, 188, 190, 191]	L'échelle AIS *[178]*, qui se fonde sur la lésion anatomique, a été à l'origine développée pour les accidentologistes afin de standardiser les données relatives à la fréquence et à la gravité des blessures des victimes d'accident de la route. Le MAIS est l'AIS de gravité maximale recensé chez un blessé ayant subi des lésions multiples. Il donne un niveau global de sévérité des lésions. Les études citées sont celles qui utilisent le score pour prédire la mortalité.
ISS (Injury Severity Score) [179]/[186, 187, 191]	ISS est le dérivé de l'AIS. C'est la somme des carrés des AIS des 3 lésions les plus graves, observées dans trois territoires corporels différents. Le maximum est donc de 75. Il donne une bonne corrélation entre la gravité globale des blessures et la probabilité de survie.
NISS (New Injury Severity Score) [45] /[45, 180, 188, 191-193]	Le NISS est basé sur les scores AIS de gravité des trois blessures les plus sérieuses, qui prend en compte toutes les lésions sévères, sans se limiter à une lésion par région de l'organisme.
GCS (Glasgow Coma Scale) [181, 227-230]/[231]	GCS est un indicateur de l'état de conscience. C'est une échelle allant de 3 (coma profond) à 15 (personne parfaitement consciente), et qui s'évalue sur trois critères : ouverture des yeux ; réponse verbale ; réponse motrice.

^s *Score/Référence*	Note
NDI (Neck Disability Index) [194]/[13, 78, 96]	Un simple questionnaire pour mesurer le niveau d'invalidité causé par la douleur du cou. Il se compose de 10 items, chacun avec un score entre 0 et 5, pour un score total de 50.
FDS (Functional Disability Score) [195]/[67]	Une échelle mesure le niveau fonctionnel avec des activités de la vie quotidienne. Elle varie de 13 (parfait fonctionnement) à 47 (dysfonctionnement maximale).
*MIF (Mesure de l'indépendance fonctionnelle) [196, 197]/[130, 177, 214, 215, 232]	Cette échelle évalue l'indépendance fonctionnelle en mesurant les limitations d'activités et le besoin d'aide de la personne. Elle se base sur l'International Classification of Impairment, Disabilities and Handicaps. Elle est utilisée depuis 1987 ; la version française est disponible depuis 1996. Elle a de bonnes propriétés psychométriques [214, 215].

Outils d'évaluation des conséquences

Outils généraux

*WHOQol-Bref [210-213]/[233]	Une version brève de 26 questions du WHOQol permet d'explorer la perception que les individus ont de leur place dans l'existence, dans le contexte de la culture et du système de valeur dans lesquels ils vivent.
*GOS (Glasgow Outcome Scale) [202]/[116, 159]	Cette échelle de gravité séquellaire, de handicap et de devenir fonctionnel est corrélée à la durée de coma, à l'échelle de GCS et à la durée de l'amnésie post-traumatique.
SIP (Sickness Impact Profile) [205] /[71, 74, 89, 90, 102, 116, 192, 218-226]	Cette échelle générique composée de 189 articles dans 14 catégories de sujets mesure le dysfonctionnement et le comportement lié à la maladie.
SF-36 (Short Form 36 General Health Survey Questionnaire) [206, 234]/[64, 66, 98]	Un auto-questionnaire comporte 36 questions explorant les composantes à la fois physiques (activité physique, limitations liées à l'état physique, douleurs physiques, santé perçue) et psychiques (vitalité, vie et relation avec les autres, santé psychique, limitations dues à l'état psychique) de la qualité de vie, qui a été traduit dans plus de 40 langues, dont la version française a été élaborée par Leplège *et al.*
EQ-5D (EuroQol) [207]/[66]	Cet instrument normalisé est applicable à un éventail d'états de santé et de traitements. Il fournit un profil descriptif simple et une valeur d'index simple pour l'état de santé.

§ Score/Référence	Note
QWB (Quality of Well-being scale) [208, 209]/[72]	Cet index de bien-être est un questionnaire contenant d'une part une liste de 23 problèmes de santé et symptômes et d'autre part les items concernant 3 domaines : la mobilité, l'activité physique et l'activité sociale.
Conséquences psychiques	
*PCLS (PTSD Cheklist Scale) [235, 236]/[64, 109, 113, 114, 120, 216, 217]	Cet outil d'autoévaluation mesure le syndrome de stress post-traumatique. Il a été traduit en français en 1996 et bénéficie d'une bonne validation.
CES-D scale (Center for Epidemiologic Studies Depression Scale) [198]/*[66]	Ce score évalue la dépression chez une personne.
HAD (Hospital Anxiety and Depression Scale) [199]/[60, 61, 64]	Cette échelle permettant de dépister des troubles psychologiques les plus communs : anxiété et dépression.
IES/IES-R (Impact of Event Scale / The Impact of Event Scale - Revised) [200] /[91, 102, 113, 114, 217]	Ce questionnaire d'autoévaluation mesure l'existence d'une symptomatologie d'état de stress post-traumatique - une échelle de l'effet des événements.
BSI (Brief Symptom Inventory) [201]/[91, 218]	Cette échelle évalue la sévérité des symptômes psychiatriques d'une personne.
GHQ (The General Health Questionnaire /28-item version) [203]/[113, 151, 217, 237]	Ce questionnaire d'auto-évaluation permet de diagnostiquer les troubles psychiatriques.

§ Les outils sont présentés suivant leur niveau de spécificité de leur mesure. Les classements ne sont pas chronologiques, et dans certains cas, un outil peut concerner plusieurs domaines. *Les outils qui sont utilisés dans ESPARR.

Ces deux types d'outils sont des outils *"a posteriori"* qui mesurent la réalité mais qui ne permettent pas de la prédire.

Troisièmement, ce sont les outils prédictifs qui comme leur nom l'indique doivent permettre de prédire, dans le bilan lésionnel réalisé, les conséquences à moyen terme d'un traumatisme. Ils sont très peu nombreux par rapport à ceux décrits plus haut. Parmi eux, certains qui seront détaillés par la suite, permettent de prédire les niveaux d'incapacité ou de handicap attendus à partir des lésions observées chez un patient ; d'autres sont proposés pour prédire les conséquences chez une population particulière. Par exemple, une équipe de chercheurs Indiens a proposé le MHIPS (Madras Head Injury Prognostic Scale) pour prédire les conséquences des blessures à la tête [238] ; Miettinen et ses collaborateurs [78] ont proposé d'utiliser le NDI (Neck Disability Index) pour prédire les problèmes de santé 3 ans après l'accident de la route chez les victimes atteintes du coup du lapin. Par ailleurs, dans le domaine de la recherche en sécurité routière, il existe peu d'outils permettant de prédire le niveau de séquelles que conservera un traumatisé un an après son accident. Les indices ci-dessous proposés par l'AAAM permettent de prédire les conséquences un an après un accident routier à partir de la description initiale des lésions: il s'agit de l'IIS (Injury Impairment Scale) [44] et du FCI (Functional Capacity Index) [239] :

➢ **L'IIS** est un indice international créé à partir de l'AIS qui permet, pour chaque lésion spécifique, de prédire un niveau de déficience un an après un accident. Il a été adopté par consensus entre 35 spécialistes de différents pays. Il a ensuite été traduit en français par un groupe d'experts francophones. Par analogie avec l'AIS, l'IIS a sept niveaux de gravité avec 0 comme fonction normale et 6 comme niveau de handicap maximal, prenant en compte la mobilité, les aspects cognitif, esthétique, sensoriel, sexuel/reproductif et la douleur. Cependant, l'IIS a été créé en se basant sur des blessés jeunes adultes en bonne santé (25-30 ans) et n'ayant aucune complication thérapeutique au décours d'un an. Ce faisant, pour les déficiences mineures ou modérées, cet indicateur n'a pas de qualité prédictive au niveau individuel, la récupération dépendant de nombreux facteurs autres que la lésion initiale elle-même. Les constructeurs de l'indice estiment que la prévision est valable pour au moins 80% des cas. Ainsi, le code IIS est défini pour mieux décrire des populations et non des individus dont le handicap individuel est examiné. Par ailleurs, il donne un niveau de déficience prévisible sans donner d'informations sur les types de déficiences.

➤ **Le FCI** a été proposé par Mackenzie et ses collaborateurs en 1996 pour prédire la réduction de la capacité des fonctions dans la vie quotidienne de la victime un an après l'accident. Dix dimensions de la fonction ont été définies : l'alimentation, la fonction excrétrice, la fonction sexuelle, la marche, la fonction du bras / de la main, flexion / levage, la fonction visuelle, la fonction auditive, la parole et les fonctions cognitives. Le score varie de 0 (aucune limitation fonctionnelle sur la vie quotidienne) à 100 (maximum de limitation fonctionnelle sur la vie quotidienne). Comme l'IIS, le FCI a été créé en se basant sur une population précise : population âgée entre 18 et 34 ans, n'ayant aucune comorbidité avant l'accident. Le FCI a été évalué en regardant la corrélation entre ce score avec l'IIS et le FCI avec l'AIS [239]. Il a été ensuite validé sur des populations avec traumatisme multiple par l'équipe de développement de ce score en 2002 [90] et par une équipe australienne en 2005 [88]. Ce score a été appliqué sur une population avec blessures aux membres inférieurs [240] et sur une population ayant des blessures multiples après un accident de la route [241] comme un outil pour prédire la capacité fonctionnelle à un an. Cependant, différemment de l'IIS, il n'existe pas de version facilement disponible, notamment en langue française, pour le FCI, ce qui limite l'usage de ce score pour une population française.

Ces deux indices créés spécifiquement pour les victimes d'accidents de la circulation sont évidemment des indices d'intérêt prioritaire pour notre travail. Ils ne sont pas basés sur une auto-évaluation ce qui évite l'introduction d'un possible biais d'information lié au déclaratif des patients. Une étude récente [241] comparant l'IIS et le FCI montre que le niveau de prédiction de ces deux indices est similaire. Par contre, concernant l'application des 2 scores prédictifs l'IIS et le FCI, aucune étude n'a trouvé une corrélation satisfaisante entre ces scores et les données réelles. De ce fait, ces échelles sont peu appliquées en pratique sur les populations avec traumatismes.

Nous nous sommes intéressés plutôt à l'IIS qu'au FCI parce qu'il existe en version française et qu'il est utilisé en routine par le Registre d'accidents de la circulation du Rhône, ce qui facilite l'application de ce score pour notre étude - une population française d'accidentés. Dans le cadre de notre travail, une des questions qui se posent est la qualité de prédiction de l'IIS, outil prédictif élaboré à la suite d'un consensus d'experts, (c'est-à-dire les niveaux de séquelles prédits lors de l'accident, à partir de la connaissance des lésions, sont-ils bien observés en réalité à un an ?). Cette évaluation repose donc sur une confrontation entre le niveau d'incapacité prédit au moment de l'accident et celui réellement observé dans le décours de cet accident chez des personnes réelles. Depuis son apparition en 1990 [44], l'IIS a été validé par plusieurs équipes de recherche [242-245] : les résultats sont variés et difficiles à comparer; aucun de ces résultats ne permet de confirmer un bon niveau de prédiction de l'IIS. La discussion sur les différentes méthodes utilisées dans ces études a déjà été faite par Mackenzie [246]. En effet, les méthodes d'évaluation de l'IIS utilisées peuvent être remises en question puisque lors des études précédentes, les auteurs n'ont pas utilisé des données un an après l'accident pour valider l'IIS ou n'ont pas travaillé sur des populations ayant les mêmes critères que ceux ayant servi à construire l'IIS (jeunes adultes en bonne santé). Par ailleurs, l'IIS a été appliqué à de nombreuses reprises pour prédire le niveau de déficience à un an chez les traumatisés d'un accident de la route [1, 241, 247-249]. Une autre question se pose cependant vis-à-vis de l'utilisation de l'IIS en accidentologie routière. Il s'avère qu'un blessé d'un accident de la route est la plupart du temps un polytraumatisé. Or, l'IIS ne donne un score que lésion par lésion. Par analogie avec l'AIS, les séquelles probables à un an sont considérées comme étant dues à la lésion prédisant la séquelle maximale (c'est-à-dire l'IIS le plus élevé que l'on peut appeler MIIS). Parmi les études qui ont utilisé le MIIS [244, 249, 250], aucune n'a validé cette généralisation en partant de l'observation des séquelles des sujets un an après l'accident. De ce fait, une nouvelle évaluation de l'IIS sur des données réelles respectant au mieux ces critères parait nécessaire pour s'assurer du niveau de prédiction de l'IIS pour des blessés tout venant. La question est alors de savoir quel outil d'observation peut être utilisé pour servir de "standard".

1.3. Objectifs du travail

En se basant sur les connaissances actuelles, plusieurs *questions concrètes* sur les conséquences d'accidents de la route, ont besoin d'être éclaircies :

⁜ Peut-on individualiser des catégories de victimes en fonction de la présence et de l'intensité de certaines conséquences et/ou de leurs associations un an après accident ? Si oui :

  ➢ quelles sont les caractéristiques de ces catégories (démographique, sociologique, état de santé, statut familial, statut professionnel,...) ?
  ➢ quelles sont les conséquences observées dans chaque groupe de victimes ?
  ➢ est-il possible de définir une graduation de la gravité des conséquences entre ces catégories ?
  ➢ quels sont les facteurs qui auraient permis de prédire au moment de l'accident l'appartenance d'une victime, un an plus tard, à l'une de ces catégories ?

⁜ Est-ce que l'IIS, indice prédictif des séquelles, permet de bien prédire le niveau de conséquences des victimes d'accidents de la route à un an ?

Afin de répondre à ces questions, notre travail a été organisé en différentes étapes :

⁜ Caractérisation des conséquences à un an de la cohorte ESPARR.

⁜ Constitution de groupes homogènes de conséquences et recherche des facteurs pronostiques d'être dans l'un ou l'autre groupe.

⁜ Comparaison du score IIS à un score clinique des fonctionnalités (MIF) afin de voir s'il s'agit d'un indice pertinent au vu des données réelles collectées par ESPARR.

2. MATÉRIELS ET MÉTHODES

2.1. ESPARR

ESPARR (Étude et Suivi d'une Population d'Accidentés de la Route dans le Rhône) est une étude de cohorte épidémiologique de type prospectif, qui s'appuie sur les données du Registre des accidents de la circulation du Rhône. Elle est mise en place depuis 2004 pour l'acquisition de connaissances en sécurité routière, notamment sur le devenir des victimes d'accidents de la route post-accident. Ce travail permettra une meilleure prise en charge et surtout de mettre en place des mesures d'accompagnement adaptées à chaque victime d'accident de la route.

Elle concerne toute personne habitant le département du Rhône, consultant ou hospitalisée dans un service hospitalier public ou privé, survivante d'un accident de la circulation ayant eu lieu dans le département du Rhône. Compte tenu de la très forte proportion de blessés légers dans le Registre (environ 90%), les victimes sont recrutées dans ESPARR suivant la distribution du niveau de gravité, afin de pouvoir disposer d'un échantillon de blessés graves suffisamment important pour pouvoir analyser cette population particulière. Lors de la mise en place de l'étude, 1 sur 10 blessés légers ou modérés (ayant un MAIS égal à 1 ou 2) du 1er octobre 2004 au 31 décembre 2005 et 1 sur 2 accidentés avec blessures graves (ayant un MAIS compris entre 3 et 5) du 1er octobre 2004 au 31 juillet 2006 ont été recrutés Au total, la cohorte ESPARR regroupe 1372 victimes d'accidents de la route survenus dans le département du Rhône entre Octobre 2004 et Juillet 2006[j].

---

[j] *L'idée initiale était de recruter 1 sur 6 blessés légers ou modérés et de recruter tous les accidentés avec blessures graves du 1er octobre 2004 au 31 décembre 2005. Cependant, en réalité, le taux de recrutement est inférieur à ce qui avait été défini dans le protocole. Par conséquent, la période de recrutement a été prolongée pour les accidentés avec blessures graves (7 sujets avec MAIS égale à 3 et 12 avec MAIS égale à 4 ou à 5 du 1er janvier au 31 juillet 2006).*

Le détail du recrutement et du recueil de données ESPARR est décrit dans *l'annexe 1*.

Après inclusion dans l'étude, les victimes ont été suivies pendant cinq ans, dans le but d'étudier les conséquences de leur accident : qu'il s'agisse de conséquences fonctionnelles liées aux séquelles physiques et mentales, ou de conséquences sur la famille, la vie sociale ou professionnelle. Ce suivi consiste en une évaluation via un auto-questionnaire envoyé six mois, un an, trois ans et cinq ans après l'accident. L'auto-questionnaire est complété, lors des suivis à un et trois ans, par un examen neuropsychologique (Echelle NRS) pour les sujets ayant un AIS tête au moins égal à 2 et les blessés graves (M-AIS≥3) et par un examen médical (évaluation de la MIF) pour les accidentés les plus graves (M-AIS≥3).

2.2. Population d'étude

L'évaluation des conséquences de l'accident de la route nécessite d'utiliser des outils adaptés à l'âge des accidentés, en distinguant les enfants et des adultes. De ce fait, certaines conséquences sont évaluées à travers des scores et indices différents en fonction de l'âge. Afin d'avoir une population "homogène", ce travail se focalise sur les données de la population des 16 ans et plus, soit 1168 victimes. Par ailleurs, le travail est basé sur les victimes de la cohorte ESPARR ayant répondu au questionnaire de suivi à un an après la survenue de l'accident. Les questionnaires à l'inclusion et à un an sont à consulter à l'adresse suivante : http://esparr.inrets.fr/publications/

2.3. Données utilisées à partir des informations recueillies dans la cohorte ESPARR

Les données utilisées pour ce travail sont recueillies à différents temps de suivi de la cohorte et à partir de plusieurs supports.

2.3.1. Données recueillies au moment de l'accident

2.3.1.1. Données recueillies à l'aide d'un questionnaire

Lors de l'entretien initial, l'enquêteur a recueilli par entretien individuel les données à l'aide d'un questionnaire. Les données recueillies sont :

+ données antérieures à l'accident : événements passés, état de santé antérieur (comorbidité, hospitalisations précédentes, traitement en cours).
+ données sociodémographiques : âge, sexe, niveau d'étude, situation familiale, catégorie socioprofessionnelle, données patrimoniales.
+ données accidentologiques : type d'usagers, nombre de victimes dues à l'accident, niveau de responsabilité dans l'accident.
+ données suite à l'accident : hospitalisation suite à l'accident, passage en centre de rééducation, douleurs et état médical au moment du suivi, intention de porter plainte.

2.3.1.2. Codages lésionnels

Par ailleurs, les données cliniques ont été recueillies à travers les dossiers médicaux. La codification des lésions a été faite suivant l'AIS. Les préconisations de codification faites par les auteurs des échelles ont été utilisées. L'AAAM (Association for the Advancement of Automotive Medicine) a mis au point des indicateurs qui sont aujourd'hui utilisés couramment en accidentologie et dont nous rappelons ci-dessous les définitions. Ce sont les indicateurs que nous allons utiliser tout au long de ce travail.

AIS (Abbreviated Injury Scale) : l'AIS résulte d'un consensus fondé sur un repère anatomique qui classe une blessure au sein d'un territoire corporel selon une échelle de sévérité à 6 chiffres variant de 1 (blessures mineures) à 6 (au-delà de toute ressource thérapeutique).

Score AIS	1	2	3	4	5	6
Gravité	mineure	modérée	sérieuse	sévère	critique	maximale

L'AIS ne comprend pas une évaluation des effets conjugués des associations lésionnelles chez les victimes. Il est universellement reconnu et traduit en français par des médecins [36, 37]. Chaque lésion est décrite selon un code en six caractères qui permet de spécifier la région corporelle, l'organe atteint et la nature de la lésion. À chaque lésion est affecté un score de gravité immédiate appelé score AIS, prenant en compte le risque vital, la rapidité, la complexité et la longueur attendue des soins.

Plusieurs révisions de la classification AIS ont été proposées depuis 1976. Nous utilisons ici celle de 1990, dernière en date à la création du Registre d'accidenté de la circulation dans le département du Rhône en 1995 [36].

MAIS (Maximum Abbreviated Injury Scale) : le MAIS est l'AIS le plus élevé recensé chez un blessé ayant subi des lésions multiples. Il est utilisé par les chercheurs pour définir le niveau global de sévérité des lésions.

ISS (Injury Severity Score) : l'IIS développé par Baker en 1974 [45, 179], est un score dérivé de l'AIS. C'est la somme des carrés des AIS des 3 lésions les plus graves, en se limitant une lésion par territoire corporel. Les six régions corporelles utilisées dans l'ISS sont les suivantes : Tête ou Cou ; Face ; Thorax ; Contenu abdomino-pelvien ; Membres ou ceinture pelvienne ; Externe (toute la surface cutanée). Les valeurs d'ISS varient de 1 à 75. On obtient la valeur 75 de deux manières, soit par trois lésions d'AIS =5, soit par au moins une lésion d'AIS =6. Toute lésion d'AIS =6 se voit en effet automatiquement attribuer un ISS de 75. Cependant le codeur doit coder toutes les lésions même si elles n'augmentent pas la valeur de l'ISS.

NISS (New Injury Severity Score) : le NISS [45] est basé sur les scores AIS de gravité des trois blessures les plus sérieuses, qui prend en compte toutes les lésions sévères, sans se limiter à une lésion par région de l'organisme.

IIS (Injury Impairment Scale) : l'IIS [44] est le seul indice international utilisé pour prévoir les séquelles[k] engendrées par les lésions initiales un an après accident. Il est associé à la description de chaque lésion. Par analogie avec l'AIS, l'IIS a six niveaux de gravité (et un niveau 0 pour les lésions sans séquelle prévisible) :

0 = fonction normale, pas d'invalidité.

1 = handicap détectable n'affectant pas la fonction normale.

2 = niveau de handicap compatible avec la plupart des fonctions normales mais pas toutes.

3 = niveau de handicap seulement compatible avec certaines fonctions usuelles.

4 = niveau de handicap affectant significativement certaines fonctions normales.

5 = niveau de handicap rendant impossible la plupart des fonctions essentielles.

6 = niveau de handicap rendant impossible toutes les fonctions essentielles.

Les critères énoncés par le groupe d'experts à l'origine de l'IIS sont également importants à connaitre :

↓ Le blessé doit avoir survécu à la lésion initiale.

↓ La thérapeutique médicale de la lésion a été pratiquée dans les délais et de façon appropriée.

---

[k] L'*invalidité* est l'effet ou la conséquence du handicap ou de multiples handicaps au niveau global d'une personne entraînant une restriction de la performance ou des capacités d'accomplir une activité normale, comparativement à la situation avant l'accident. L'âge, l'éducation, le contexte familial ou social, les ressources financières personnelles, la disponibilité de programme de réhabilitation et des particularités antérieures à l'accident sont des éléments déterminants de l'invalidité eu égard au handicap.
Le *handicap* partiel est la perte ou la déficience d'une fonction d'un organe ou d'un système d'organes après la période thérapeutique.

+ Aucune complication thérapeutique n'est intervenue.

+ Le blessé est un jeune adulte en bonne santé (25-30 ans).

+ Le handicap est évalué un an après l'accident, mais est fondé sur la lésion initiale.

+ Le handicap concerne le corps entier, et non un organe, un ensemble d'organes ou encore un dysfonctionnement.

Variables calculées à partir de l'IIS : à partir de l'IIS caractérisant chaque lésion dont est atteint un sujet, il est possible de décliner l'IIS de différentes façons à l'instar de ce qui a été fait pour l'AIS :

+ le score IIS le plus élevé (MIIS),

+ le nombre de lésions donnant un IIS>0 (NbIIS),

+ le nombre de régions corporelles ayant au moins un IIS>0 (Nbrégion),

+ le score MIIS pour chaque région corporelle (MIISrégion), correspondra au score de la lésion de cette région corporelle ayant le score IIS le plus élevé.

2.3.1.3. Variable représentant la fragilité socioéconomique

La fragilité socioéconomique est une situation complexe qui résulte souvent de l'accumulation de plusieurs facteurs, qui, isolés, ne constituent pas forcément à eux seuls un risque de plus grande vulnérabilité. Afin de résumer en une seule variable les informations socioéconomiques à prendre en compte lors des analyses, une variable de vulnérabilité a été construite à partir des caractéristiques des sujets dans divers domaines, mesurées à la date de l'accident.

Notons que cette variable n'est pas créée dans le but d'être reproduite, mais afin d'utiliser les données ESPARR de façon optimale pour étudier les facteurs de risque intervenant dans le devenir à un an d'une victime d'accident de la route. Deux stratégies ont été adoptées : tout d'abord un score de précarité a été calculé, ce qui a donné pour chaque sujet un niveau de précarité sur une échelle 0-100. Cependant, ce score n'a pas pu être utilisé en tant que tel car il ne représente que 12% des informations utilisées (voir les détails dans *l'annexe 3*). Par conséquent, une autre stratégie a été réalisée afin de déterminer le niveau de fragilité socioéconomique des sujets. Une variable avec 6 niveaux de fragilité socioéconomique (des "insérés" aux "exposés") a été obtenue, ce qui résume 60% des informations étudiées. Cette variable a été créée à l'aide d'une analyse des correspondance multiple et de la classification [l]à partir de 14 variables initiales[m] représentant les 5 domaines (statut socioéconomique, logement, emploi, diplômes, état de santé) de la fragilité socioéconomique.

La répartition des sujets ayant répondu au questionnaire du suivi à un an (n=616) selon 6 niveaux de fragilité socioéconomique est la suivante:

⬆ Groupe-1 ("les insérés") : ce groupe représente 16% (n=98) de la population d'étude. Plus de la moitié (56,1%) des sujets de ce groupe ont entre 25 et 44 ans. Une grande proportion des sujets vivent en famille (70,4%), sont cadres ou de professions intellectuelles (90,8%), ont un travail stable (74,5%), ont un niveau d'étude supérieur au baccalauréat (90,8%), et sont propriétaires de leur logement (62,2%). Peu de sujets dans ce groupe sont en situations précaires telle qu'habiter dans une zone sensible (4,1%), ou avoir vécu un événement social négatif dans l'année précédente (7,1%). Ce groupe peut donc être considéré comme ayant une situation socioéconomique stable et élevée.

---

[l] *Ces méthodes sont présentées dans la partie 2.4.3*
[m] *Il s'agit des variables présentées dans le tableau 7 (sauf l'âge et le sexe)*

⊥ Groupe-2 ("les jeunes vivant en famille") : ce groupe représente 15,1% (n=93) de la population d'étude. La plupart d'entre eux sont âgés entre 16 et 25 ans (74,2%), vivent dans une famille (79,6%), et sont sans profession (86%).

⊥ Groupe-3 ("non-salariés avec une certaine stabilité sociale") : ce groupe ne contient que 5% de la population d'étude (n=33). Il comprend 63,6% de sujets masculins, près de la moitié des sujets sont âgés entre 45 et 64 ans (45,5%), et 69,7% des sujets sont dans une situation de travail considérée comme peu stable[n] car ils sont, pour la plupart, agriculteurs, artisans ou commerçants.

⊥ Groupe-4 ("jeunes à stabilité socioéconomique relative") ne contient que 2,6% (n=16) de la population d'étude. La plupart sont âgés de 16 à 44 ans (87,6%), employés (68,8%), locataires en zone périurbaine (62,6%). Ce groupe est plus féminin et comprend des sujets en familles monoparentales, ayant un niveau d'éducation un peu plus élevé.

⊥ Groupe-5 ("travailleurs modestes") : ce groupe contient 49,4% (n=304) de la population d'étude. Il est composé à 64,5% de sujets masculins, 77% de sujets vivant en famille, 65,5% des sujets sont des employés. Ce groupe contient donc des sujets avec un niveau socioéconomique modeste, ayant des difficultés financières mais une stabilité affective.

⊥ Groupe-6 ("exposés") : ce groupe, représentant 11,7% (n=72) de la population d'étude, contient les sujets précaires économiques et affectifs.

---

[n] *En France, ces professions "à leur compte" ont moins de protection sociale lors des accidents ou maladies que les salariés des entreprises privées ou publique. Ainsi ces personnes ont été classées dans la catégorie "emploi instable".*

2.3.2. Données recueillies au suivi à un an

2.3.2.1. Méthode de recueil des données à un an

Lors du suivi à un an, les données ont été recueillies par un auto-questionnaire postal. Deux types de questionnaires[o] ont été envoyés aux victimes à un an selon la situation du suivi précédent, réalisés à 6 mois :

+ Une version longue du questionnaire appelée "questionnaire long", contenant le maximum d'informations, a concerné 125 sujets qui n'avaient pas répondu lors du suivi à 6 mois.

+ Une version plus courte du questionnaire appelée "questionnaire court" les questions auxquelles les sujets avaient répondu lors du suivi à six mois ont été enlevées pour ne pas faire redondance pour les sujets qui avaient accepté de renvoyer le 1er questionnaire ; il a concerné 491 sujets qui avaient répondu lors du suivi à 6 mois.

Quand les sujets ne répondaient pas au questionnaire écrit, l'enquêteur a téléphoné ou s'est déplacé pour compléter le questionnaire avec eux. Dans la mesure où celui-ci était volumineux et mal reçu par ces sujets, le questionnaire a souvent été allégé ("questionnaire light") dans le but de maximiser le taux de réponse ; il contient les informations sur la qualité de vie et quelques informations supplémentaires. Il a été rempli pour 270 sujets qui n'avaient plus la motivation de participer au suivi mais qui ont accepté de donner quelques informations sur leur évolution de santé après l'accident.

Mode de réponse / Type de questionnaire	Voie postale	Rempli par l'enquêteur (par téléphone ou face à face)	Total
Long	13	112	125
Court	413	78	491
Light	37	233	270
Total	463	423	886

Le questionnaire aborde les thèmes suivants :

🔹 données médicales un an après l'accident : la prise en charge médicale secondaire après l'accident, l'état de santé (nouvelles hospitalisations, récupération de l'état médical, séquelles des blessures, handicaps, douleurs, présence d'un stress post-traumatique, d'un syndrome post-commotionnel, … etc.).

🔹 habitudes de consommation de psychostimulants, de médicaments, … etc.

🔹 situation de l'habitat, situation professionnelle, financière, environnement familial, affectif et social à un an.

🔹 qualité de vie (évaluer par le WHOQol-Bref).

2.3.2.2. Variables calculées à partir des informations recueillies à un an

2.3.3.2.1. WHOQol-Bref

Le WHOQol-Bref est une échelle validée par l'OMS, contenant 26 questions. Il s'agit d'une version abrégée du WHOQol-100, qui mesure l'impact d'un problème de santé sur la vie quotidienne des personnes. C'est un questionnaire d'auto évaluation générique et multidimensionnel. Les 26 questions concernent 2 items globaux (Q1, Q2) et 4 domaines tels que la santé physique, la santé psychologique, les relations sociales et l'environnement des sujets (*Figure 3*). Les questions de chaque domaine ont été utilisées pour calculer des scores.

Figure 3 : Structures des 26 questions du WHOQol-Bref

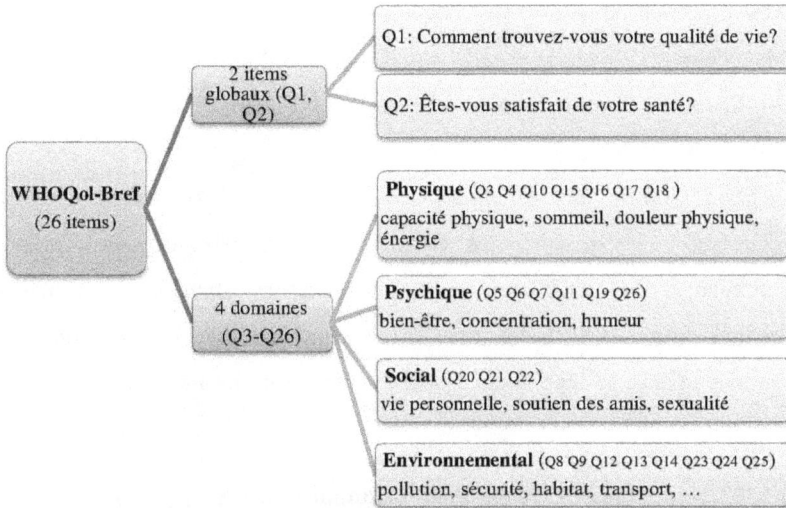

Figure 3 : Structures des 26 questions du WHOQol-Bref

Calcul des scores de qualité de vie WHOQol-Bref [251]

Le **WHOQol-Bref** possède quatre types d'échelles de réponse en cinq points permettant l'évaluation de l'intensité (Pas du tout --- Extrêmement), la capacité (Pas du tout ---Complètement), la fréquence (Jamais --- Toujours) et l'évaluation (Très insatisfait/Très mauvais --- Très satisfait/Très bon) variables en fonction des items posés.

Grille de calcul du score WHOQol-Bref défini par les créateurs du score :

- Score Physique = [(6-Q3) + (6-Q4) + Q10 + Q15 + Q16 + Q17 + Q18] * 4/7
- Score Psychique = [Q5 + Q6 + Q7 + Q11 + Q19 + (6-Q26)] * 4/6
- Score Social = [Q20 + Q21 + Q22] * 4/3
- Score Environnemental = [Q8 + Q9 + Q12 + Q13 + Q14 + Q23 + Q24 + Q25] * 4/8

Chaque patient a donc 4 scores (un score par domaine) qui varient entre 4 et 20. En pratique, pour faciliter la comparaison avec les scores WHOQol, allant de 0 à 100, ces scores sont transformés à l'échelle 0-100 (Score100) par les formules suivantes :

- Score100 Physique = (Score Physique - 4) * (100/16)
- Score100 Psychique = (Score Psychique - 4) * (100/16)
- Score100 Social = (Score Social - 4) * (100/16)
- Score100 Environnemental= (Score Environnemental - 4) * (100/16)

Lors du suivi à un an, toutes les victimes ont complété l'auto-questionnaire comprenant le WHOQol-Bref. Le score ne peut être calculé que si le sujet a répondu à au moins 80% des items concernés. Parmi 886 sujets répondants au suivi à un an, 17% des sujets n'ont pas rempli tous les items de WHOQol-Bref.

2.3.3.2.2. Syndrome de Stress Post-Traumatique

Le syndrome de stress post-traumatique (SSPT) désigne une réaction psychologique à un événement traumatique intense. D'après le DSM IV [252], le SSPT se définit selon six critères : le sujet a été confronté à un événement traumatisant ; il y a reviviscence de l'événement traumatisant ; le sujet évite de façon permanente les stimuli se rapportant à l'événement ; le sujet souffre d'une réactivité neuro-végétative ; les symptômes datent de plus de trois mois ; ces différents effets perturbent le déroulement de la vie quotidienne du sujet.

Comme indiqué dans la première partie, c'est une des conséquences connues dans la population des victimes d'accident de la route [253], qui correspond au premier critère (le sujet a été confronté à un événement traumatisant). Il est évalué par la PCLS (Post Traumatic Cheklist Scale) [28, 57, 59, 60, 62, 65, 95, 99, 105-116], outil traduit en français en 1996 et qui bénéficie d'une bonne validation [64, 109, 113, 114, 120, 216, 217]. Lors du suivi à un an, un auto-questionnaire comprenant la PCLS est posé aux victimes.

2.3.3.2.3. Syndrome Post-Commotionnel

Le syndrome post-commotionnel (SPC) est un ensemble de symptômes qui peuvent apparaître suite à une commotion cérébrale, généralement accompagnée d'une perte de connaissance. Le SPC a été rapporté chez les victimes d'accident de la route [235, 236]. Ces symptômes peuvent apparaître dans la semaine qui suit l'accident, mais aussi plusieurs mois après un traumatisme crânien.

Lors du suivi à un an, le sujet a rempli un auto-questionnaire comprenant les items qui nous permettent d'évaluer l'existence ou non d'un SPC. Ces symptômes sont distingués en 2 catégories :

- Symptômes principaux : céphalées (maux de tête) ; fatigue (se sentir "à plat") ; vertiges [étourdissements et/ou troubles sensoriels (sensibilité à la lumière et au bruit)].

- Symptômes secondaires : insomnie ; amnésie ou troubles de la mémoire (problèmes de concentration, difficulté de réflexion, difficulté de mémoire) ; anxiété (dépression, réduction de la résistance au stress).

2.3.3.3. Mesure de l'Indépendance Fonctionnelle (MIF)

La MIF [197] est une échelle évaluant la dépendance dans ses dimensions motrices, cognitives, psychologiques et comportementales en mesurant les limitations d'activités et le besoin d'aide. Elle a été remplie par l'évaluateur au cours de la visite médicale à un an. Elle comporte 18 rubriques, dont la communication, la cognition et l'interaction sociale. Pour chacune des rubriques, l'indépendance du sujet est évaluée par le biais d'une échelle à 7 niveaux (1=dépendance ; 7=indépendance complète) (*Tableau 5*).

Tableau 5 : Description de la MIF avec 18 tâches et 7 niveaux d'évaluation

Assistance	Niveau dépendance	Explication du point	Point
Avec aide (une autre personne est nécessaire pour superviser ou pour aider physiquement, sans l'assistance de laquelle l'activité ne peut pas être réalisée)	Dépendance complète (le sujet développe moins de la moitié (50%) de l'effort. Une assistance maximale ou totale est requise, sans laquelle l'activité ne peut être réalisée.	aide totale ou assistance totale : le sujet développe moins de 25% de l'effort.	1
		aide maximale ou assistance maximale : le sujet développe moins de 50% mais plus de 25% de l'effort.	2
	Dépendance modifiée (le sujet réalise 50% ou plus de l'effort)	aide modérée ou assistance modérée : le sujet requiert plus que le contact tactile, ou développe 50 à 75% de l'effort.	3
		aide minimale : assistance avec contact minimal : le contact est purement "tactile", et le sujet réalise 75% ou plus de l'effort.	4
		supervision ou arrangement : le sujet ne requiert pas plus qu'un contrôle, ou une présence, ou une suggestion, ou un encouragement, sans contact physique, ou met en place un appareillage ; une surveillance est nécessaire.	5
Sans aide (aucune autre personne n'est nécessaire)	Indépendant	indépendance modifiée : l'activité requiert soit une aide technique ou un appareillage, soit un temps de réalisation trop élevé, ou ne peut être réalisé dans des conditions de sécurité suffisantes ; utilisation d'un appareil.	6
		indépendance complète : toutes les tâches décrites constituant l'activité en question sont réalisées de façon sûre sans modification, sans aide technique, dans un délai raisonnable.	7

À partir des notes attribuées à chacun des 18 items, un score global est calculé : le score total est fixé entre 18 et 126, mais la grille permet d'établir des sous-scores. La note maximale 126 signifie qu'il n'y a aucune perte de l'indépendance fonctionnelle. Deux sous-scores peuvent être individualisés : l'un concerne l'indépendance fonctionnelle motrice (note maximale =91), et l'autre l'indépendance fonctionnelle cognitive (note maximale =35). Dans notre étude, la note globale ainsi que les notes des deux sous-scores moteur et cognitif seront analysés.

Parmi les 447 sujets adultes ESPARR souffrant de blessures graves (MAIS≥3) ou d'un traumatisme crânien modéré (AIS$_{tête}$ =2), la totalité des données d'un suivi médical avec évaluation de la MIF était disponible pour 232 sujets, dont 178 sujets ayant un MAIS≥3. Sur l'ensemble des sujets, la moitié a un score MIF total maximal (*Tableau 6*).

L'équipe ESPARR a pu utiliser la MIF grâce à notre participation à l'Institut Fédératif de Recherche sur le Handicap (IFRH) et après une formation réalisée auprès de l'équipe de rééducation fonctionnelle de l'Université de Saint Etienne.

Tableau 6 : Description des scores de la MIF chez les 232 adultes (MAIS≥3 ou MAIS$_{tête}$ =2) de la cohorte ESPARR

	Moyenne *(écart-type)*	Mediane	Minimum	Maximum
Délai d'évaluation de la MIF (en jour)	467,6 *(95,7)*	448,0	339,0	882,0
Score moyen total à la MIF	123,8 *(7,8)*	126	42,0	126,0
Sous-score motricité	6,9 *(0,5)*	7,0	1,8	7,0
Sous-score cognitif	6,9 *(0,4)*	7,0	3,0	7,0

MIF (Mesure de l'Indépendance Fonctionnelle)

2.4. Analyses statistiques

Toutes les analyses statistiques sont réalisées à l'aide du logiciel SAS. Différentes pré-analyses sont effectuées, telles que la description des données, le calcul des poids pour la pondération, la standardisation des variables, la sélection de la classe de référence pour chaque variable explicative se trouvant dans le modèle de régression logistique, le recodage des variables. Ces traitements sont réalisés dans le but de réaliser, par la suite, des analyses statistiques dans de bonnes conditions. Quelques aspects méthodologiques spécifiques sont présentés ci-après [254-259].

2.4.1. Pondération pour tenir compte de l'échantillonnage et des non réponses

D'une part, ESPARR est une étude sur échantillon, ce qui suppose que les répondants "représentent" de nombreuses autres victimes du Rhône dans la même période qui n'ont pas été inclues dans l'étude (sachant que les probabilités de sélection des sujets sont inégales suivant leur niveau de gravité causé par l'accident). D'autre part, le suivi à un an a fait l'objet de plusieurs niveaux de non-réponses. Par conséquent, afin que les résultats des estimations de l'étude soient représentatifs de la population d'accidentés dans le Rhône, l'application d'une pondération sur la population d'intérêt en ajustant sur les non-répondants est indispensable [260, 261]. Nous avons créé des poids, appliqués lors des analyses, afin de compenser des probabilités inégales de sélection et de compenser le défaut de réponse des sujets dans la population d'étude.

2.4.2. Prise en compte des données manquantes

Au cours du suivi à un an, différents niveaux de données manquantes existent (sujets non concernés par item, sujets décédés, injoignables, refus de poursuivre ou refus de répondre à certaines questions du questionnaire). Certaines procédures d'analyse dans le logiciel SAS par défaut excluent de l'analyse les individus ayant au moins une valeur manquante. Par conséquent, beaucoup de sujets sont exclus dans les analyses, ce qui fait perdre beaucoup d'information et cela n'est pas favorable. Pour conserver ces individus, une modalité "non réponse" a été créée pour tous variables ayant les valeurs manquantes. Cependant, la présence des "non réponse" peut influencer sur les estimations de l'analyse statistique dans certains cas. Par conséquent, il est nécessaire d'appliquer des stratégies d'analyse différentes afin de minimiser les biais dus à ces données manquantes.

2.4.2.1. Non-réponse partielle

Comme dans toutes les études par questionnaire, les sujets n'ont pas toujours donné des réponses complètes. Dans ce cas, le regroupement des données concernant une réponse ou la combinaison des données relatives à plusieurs questions ont été appliqués pour exploiter les données.

2.4.2.1.1. Détermination des sujets avec un Syndrome de Stress Post-Traumatique

La PCLS (Post Traumatic Cheklist Scale), utilisée pour évaluer le SSPT, comprend 17 items correspondant aux trois dimensions du trouble : la reviviscence, l'évitement et l'hyperactivité neurovégétative que la victime a vécus au cours du dernier mois. La personne doit juger de leur fréquence actuelle, en cochant pour chacun d'eux : pas du tout (1 point) ; un peu (2 points) ; parfois (3 points) ; souvent (4 points) ; très souvent (5 points). Ce questionnaire est donc noté sur 85 points (de 1 à 5 points par question). Une personne a été considérée comme étant atteinte de SSPT si elle obtenait un score PCLS ≥ 44. Si une personne n'a pas rempli les 17 items, son score PCLS n'a pu être calculé. Cependant, son état de stress peut être déterminé autrement à partir de la somme des items disponibles si le nombre de non réponses est entre 1 et 3 ; En revanche, si le sujet a plus de 3 items manquants, son état de stress est inconnu[p].

[p] Le nombre d'items manquants sur 17 items demandés	Existence de SSPT	Absence de SSPT	Incertitude sur l'état de stress
0	$PCLS \geq 44$	$PCLS < 44$	
1	$A \geq 43$	$A < 39$	A entre 39 et 42
2	$A \geq 42$	$A < 34$	A entre 34 et 41
3	$A \geq 41$	$A < 29$	A entre 29 et 40

A : la somme des points des items remplis par la victime

Parmi les 886 sujets qui ont répondu au questionnaire lors du suivi à un an, la PCLS a pu être calculée pour 844 d'entre eux ayant rempli les 17 items concernant le SSPT. Nous obtenons une moyenne de 29,8 (écart-type =13,7; rang 17,0-83,0) pour la PCLS chez ces derniers. S'agissant des 42 sujets pour lesquels la PCLS est inexistante, 18 n'ont pas pu être classés, 17 ont été considérés comme atteints de SSPT et 7 comme non atteints de SSPT. Parmi les 886 sujets répondants à un an, 145 sujets (16,4%) ont eu le SSPT, 723 sujets (81,6%) n'ont pas eu de SSPT et 18 sujets (2%) ont eu un SSPT indéterminé (*Tableau 7*).

Tableau 7 : État du syndrome de stress post-traumatique observé à un an selon le niveau de gravité chez les 886 adultes répondants au suivi à un an de la cohorte ESAPRR

	Blessés légers (NISS<9)	Blessés graves (NISS=9-15)	Blessés très graves (NISS≥16)	Total
	n=547 *(%)*	n=164 *(%)*	n=175 *(%)*	n=886 *(%)*
Avoir le stress post-traumatique	75 *(13,7)*	29 *(17,7)*	41 *(23,4)*	145 *(16,4)*
Pas de stress post-traumatique	468 *(85,6)*	131 *(79,9)*	124 *(70,9)*	723 *(81,6)*
État du stress post-traumatique indéterminé	4 *(0,7)*	4 *(2,4)*	10 *(5,7)*	18 *(2,0)*

2.4.2.1.2. Détermination des sujets avec un Syndrome Post-Commotionnel

Le SPC est un syndrome subjectif. Au total, il est constitué par 6 symptômes (3 principaux et 3 secondaires). Ces symptômes peuvent être rapportés par un sujet même en dehors d'une situation accidentelle. C'est l'association de plusieurs de ces symptômes et de l'existence d'un traumatisme crânien qui établit la présence d'un SPC. Autrement dit, l'existence de ces symptômes chez un sujet n'ayant pas de traumatisme crânien n'est pas considérée comme révélateur d'un SPC et n'est donc pas prise en compte dans les analyses. En ce qui concerne les sujets considérés comme ayant eu un traumatisme crânien dû à l'accident, ce sont les cliniciens qui les ont classés en regardant leur niveau de blessure à la tête et à la face (si le sujet a des lésions à la tête avec un score MAIS≥2, il est considéré ayant un traumatisme crânien ; si le score <2, voir au cas par cas).

La personne avec un traumatisme crânien est considérée comme ayant un SPC si elle a eu au moins 3 symptômes, dont au moins 1 principal. Par contre, un sujet n'a pas de SPC lorsqu'il a eu moins de 3 symptômes présents, ou lorsqu'aucun symptôme principal n'était présent. Parfois, le sujet n'avait pas rempli tous les items demandés.

Dans ce cas, l'évaluation de l'existence d'un SPC chez le sujet se fait de la manière suivante :

Le nombre d'items manquants	Nombre de symptômes déclarés	Nombre de symptômes principaux déclarés	Existence d'un SPC	Absence un SPC	Incertitude de l'existence du SPC
0	≥3	≥1	oui		
0	<3			oui	
0		0		oui	
1	0 ou 1			oui	
1	≥3	≥1	oui		
1	2				oui
2	0			oui	
2	≥3	≥1	oui		
2	1 ou 2				oui
>2					oui

Lors du suivi à un an, parmi les 379 sujets ayant un traumatisme crânien, 50 sujets (13,2%) ont été considérés comme ayant un SPC, 323 sujets (85,2%) n'ayant pas de SPC et 6 sujets n'ont pas été classés. Dans la population n'ayant pas souffert de traumatisme crânien, 36 personnes (7,1%) souffrent de ces même symptômes sans que l'on puisse dire qu'elles ont un SPC.

2.4.2.2. Non-réponse totale

Par construction du protocole, certaines données ne sont disponibles que pour certains sujets. Précisément, la MIF et les données du cahier médical ne sont connus que pour les sujets souffrant de blessures graves (MAIS≥3) ou souffrant d'un traumatisme crânien modéré (MAIS$_{tête}$ =2) et qui ont accepté la visite médicale ou/et celle du neuropsychologue. Par ailleurs, certaines données sont systématiquement manquantes lorsque les sujets ont répondu au questionnaire version light. De ce fait, certaines analyses ne concerneront que ces groupes de victimes.

Lors de l'analyse concernant la typologie des conséquences à un an, seul les sujets disposant d'informations assez complètes ont été inclus. C'est donc sur cette sous-population (n=616) qu'une analyse de la typologie des conséquences un an après l'accident et des facteurs prédictifs de leur devenir un an après accident a été effectuée.

L'évaluation de l'IIS est faite en étudiant les associations entre l'IIS et les différents facteurs mesurés des conséquences observées à un an : la capacité fonctionnelle (mesurée par la MIF), la qualité de vie (mesurée par le WHOQol-Bref), le devenir à un an (évalué par les groupes homogènes de conséquences ou par différentes conséquences rapportées). Parmi les adultes répondants au suivi à un an, la population qui a servi à chaque évaluation a été modifiée selon la disponibilité des facteurs mesurés à un an.

↓ L'évaluation de l'IIS par la MIF n'est réalisée que sur les sujets souffrant de blessures graves (MAIS≥3) et qui ont bénéficié d'un examen médical comprenant notamment l'évaluation de l'échelle MIF un an après l'accident (plus que du suivi en association au questionnaire général). La totalité de ces données n'est disponible que pour 178 des 324 sujets adultes. Ce groupe représente la population étudiée pour cette question.

↓ L'évaluation de l'IIS par le profil du devenir des victimes est réalisée seulement chez les répondants au questionnaire complet au suivi à un an (616 sujets) dans le cadre du travail sur les 5 groupes de conséquences.

↓ L'évaluation de l'IIS relatives aux différentes conséquences rapportées chez les victimes est réalisée avec tous les adultes répondants au suivi à un an, soit 886 sujets.

↓ L'évaluation de l'IIS par le WHOQol-Bref : l'évaluation de la qualité de vie, mesurée par l'échelle WHOQol-Bref, est connue pour pratiquement tous les sujets lors du suivi un an après leur accident, soit 865 sujets sur 886.

À chaque niveau d'analyse, la comparaison des caractéristiques entre les sujets inclus et non inclus dans l'analyse est nécessaire pour la vérification de la représentativité de la population d'étude, l'interprétation des résultats et des biais (le cas échéant) de l'analyse.

2.4.3. Quelques aspects méthodologiques spécifiques de la technique de datamining

2.4.3.1. Intérêt de l'utilisation de la technique de datamining

Dans les analyses concernant la caractérisation des groupes de conséquences chez les victimes, une mise en œuvre conjointe des techniques de l'analyse factorielle (Analyse des Correspondances Multiples - ACM) et de classification (Classification Ascendante Hiérarchique - CAH) donne un résultat complet. Précisément,

La technique de l'ACM, choisie pour l'analyse factorielle, est la technique exploratoire la mieux adaptée pour disposer d'une vue d'ensemble des informations (plus de deux variables appliquées). À travers les positions des variables présentées sur les axes factoriels, les principales tendances d'association entre variables sont révélées. Une ACM est utilisée comme étape préalable à la classification non seulement pour son pouvoir de description, mais aussi pour une autre raison : sachant que la majorité des variables utilisées sont qualitatives, la transformation des variables en continu est recommandée pour mettre en œuvre la classification, qui s'applique plutôt sur les variables numériques.

Cependant, en interprétant les résultats d'une ACM par les plans factoriels, seuls les premiers axes sont pris en compte, ce qui peut faire perdre une partie de l'information. De plus, le graphique est probablement moins lisible avec un grand volume de variables et parfois trop complexe pour être interprété facilement. Il est donc difficile de décrire les groupes apparaissant sur les plans factoriels. *La classification* offre des solutions à ces difficultés. Elle permet de prendre en compte toutes les dimensions de l'ACM, donc, il n'y a aucune perte d'information. La classification aide à découvrir l'existence de groupes d'individus à partir de plusieurs variables. Il est donc possible d'obtenir la description directement des groupes pour faciliter l'interprétation et l'utilisation. Il existe 3 méthodes de classification différentes : méthode des centres mobiles, méthode de la Classification Ascendante Hiérarchique - CAH, méthode mixte. Parmi elles, la méthode mixte semble la meilleure car elle combine les points forts des deux autres méthodes, mais sa pratique est assez compliquée. De ce fait, l'application de cette méthode est souvent réservée pour une population d'étude de très grande taille, ce qui n'est pas le cas de la population d'étude de ce travail (moins de mille individus). La méthode de la CAH a donc été choisie car elle est plus facile à appliquer et donne des résultats aussi satisfaisants. De plus, cette méthode est appliquée si les formes du nuage regroupant les individus ainsi que les modalités sur les plans factoriels créés par l'ACM sont de forme sphérique (pas de direction privilégiée). Cette condition est bien réalisée dans notre analyse.

Les paramètres appliqués pendant une CAH sont nombreux (le nombre de dimensions prises en compte dans l'analyse, les données réduites ou non réduites, le type de distance, …). N'importe quel changement sur ces paramètres peut faire changer les résultats. Différentes analyses ont été effectuées pour pouvoir comparer les résultats.

Étant donné que les groupes obtenus par les techniques de datamining peuvent changer selon la méthode et les critères appliqués au sein de chaque méthode, il n'existe pas toujours un résultat unique. Différentes techniques d'analyse ont été appliquées, puis **com**parées entre différents résultats pour retenir le plus performant. Il suffit d'un changement dans la stratégie d'analyse (ajouter, retirer ou changer les variables, les méthodes de classifications, la population d'étude, les paramètres appliqués, …) pour obtenir un changement de résultat. Finalement, c'est la méthode de CAH, effectuée sur le maximum de dimensions obtenues par l'ACM, sur les données non réduites, avec la distance de Ward, qui a été choisie comme méthode de référence car elle donne les résultats les plus satisfaisants et correspond mieux à l'objectif de ce travail. Un résumé des résultats des différentes techniques appliquées est présenté dans *l'annexe 4.*

2.4.3.2. Traitement des données pour effectuer une classification

L'existence des modalités de faibles effectifs peut perturber les analyses datamining. Ces modalités concernent des événements importants mais rares ou des valeurs manquantes. Une conséquence connue est que les groupes proposés se caractérisent souvent par ces objets extrêmes [exemple : le premier axe de l'analyse ACM est complètement expliqué par les non répondants (opposition répondants – non répondants)].

En résumé, différents traitements ont été réalisés concernant les "objets extrêmes" afin de les identifier et les éliminer en conservant le maximum de variables et de sujets dans la population d'étude :

◈ Éviter les modalités de faibles effectifs :

  ➢ Éliminer les variables moins directement concernées par les conséquences de l'accident si elles contiennent des modalités de faibles effectifs.

  ➢ Une variable peut contenir les informations qui permettent de créer des sous-variables, ces dernières donnant des informations plus détaillées. Cependant, il est possible qu'une sous-variable puisse contenir des modalités avec des effectifs très déséquilibrés si l'événement est peu représenté dans la population. Dans ce cas, l'utilisation des variables générales est davantage recommandée qu'une sous-variable.

  ➢ Regroupement des modalités similaires pour obtenir une seule modalité à effectifs plus important.

◈ Limiter le nombre de variables contenant les "non réponses" :

  ➢ Parmi les variables ayant la modalité "non réponse", celles qui contribuent de façon importante à l'ACM ont été choisies.

  ➢ Remplacer la valeur manquante par une valeur déterminée grâce à la connaissance que l'on a des données (imputation artificielle)

(Attention : Cette manipulation peut déformer la distribution de la variable traitée si le taux de valeur manquante est supérieur à 15%).

➢ Remplacer une variable avec valeur manquante par une variable proche mais sans valeur manquante.

➢ Regrouper les variables aux valeurs manquantes mais qui sont proches ou liées entre elles pour obtenir une variable générale n'ayant plus de valeur manquante.

Outre les traitements liés aux objets extrêmes, le fait d'équilibrer le nombre de variables entre différents domaines de conséquences étudiés est nécessaire pour assurer une bonne classification. Pour cela, les variables proches seront regroupées dans un domaine dans lequel elles sont en sureffectif par rapport aux autres domaines.

Après avoir traité les 43 variables initiales (*annexe 2*), une liste de 14 variables dérivées a été obtenue. Ces variables concernent 4 domaines : santé physique, santé mentale, problèmes familiaux, problèmes sociaux ou environnementaux. Chaque variable a au minimum 2 modalités (présence de conséquence / absence de conséquence) voire une troisième représentant si nécessaire une valeur manquante. Parmi les variables choisies, 10 des 14 variables contenaient des informations incomplètes, ce qui amène à 38 modalités pour 14 variables. La proportion des modalités représentant des valeurs manquantes dans les 10 autres variables oscille entre 2% et 13%. Les analyses factorielles ont été effectuées pour vérifier si ces valeurs manquantes perturbent l'analyse. Les dictionnaires de données, qui comprennent des résumés du principe des traitements importants sur les données ainsi que des descriptions, des explications, et des caractéristiques de l'ensemble des variables utilisées, sont présentés dans *l'annexe 2* pour aider à la compréhension des variables dérivées utilisées dans les analyses statistiques du travail.

2.4.3.3. Règle d'interprétation des résultats dans la représentation graphique de l'ACM

⬇ Deux individus sont proches s'ils ont à peu près les mêmes modalités.

⬇ Deux modalités de deux variables différentes sont proches si ce sont presque les mêmes individus qui possèdent ces modalités.

⬇ Deux modalités d'une même variable sont proches si les deux groupes d'individus qui les possèdent se ressemblent vis-à-vis des autres variables.

⬇ Une modalité est d'autant plus éloignée du centre que son effectif est petit.

⬇ Les modalités non liées aux autres sont au centre.

⬇ Une modalité A est loin du centre si la distribution des modalités de l'autre variable est très différente dans l'ensemble des individus vérifiant A et dans l'ensemble de tous les individus.

2.4.3.4. Détermination du nombre de groupes homogènes

Le nombre de groupes est déterminé en prenant compte les critères statistiques (la perte d'inertie interclasse à chaque fusion de classe, la proportion de l'inertie expliquée par les classes, la séparation entre toutes les classes, la séparation entre les deux classes) et les critères proposés par les auteurs :

Que le nombre de groupes soit compris entre 3 et 6 : travailler avec un nombre de groupes trop petit peut faire perdre beaucoup d'informations car les individus très différents (au niveau du critère étudié) sont regroupés au sein d'une même classe. A l'inverse, un trop grand nombre de groupes, risque, d'une part, de faire apparaître des liaisons ponctuelles entre les modalités et, d'autre part, d'être synonyme d'effectif restreint (et donc d'une grande contribution à l'inertie).

Que l'effectif dans un groupe ne soit pas trop faible (avoir un nombre assez important d'observations) pour assurer une bonne puissance statistique appliquée ultérieurement.

Que l'homogénéité intergroupe et l'hétérogénéité intragroupe soient assurées : l'hétérogénéité intragroupe devrait être jugée par la différence entre les groupes au niveau des conséquences présentées, mais non au niveau de la disponibilité des données. Pour pouvoir vérifier l'homogénéité intergroupe et hétérogénéité intragroupe, une description des caractéristiques des groupes obtenus est nécessaire.

3. RÉSULTATS

3.1. Caractérisation des conséquences à un an sur la population ESPARR: 1er objectif

3.1.1. Portrait de la population d'étude : les adultes répondants à un an

3.1.1.1. Représentativité de la population d'étude par rapport à la population d'accidentés du Rhône

886 sujets sur 1168 sujets ESPARR, âgés de 16 ans et plus ont répondu au questionnaire du suivi à un an. Les raisons de l'absence de suivi des 282 sujets adultes, dont la majorité des sujets légèrement atteints, sont détaillées dans le *Tableau 8*.

Tableau 8 : Raisons de l'absence du suivi à un an des 282 sujets adultes de la cohorte ESPARR

Raisons	Blessés légers (MAIS<3) n=234	Blessés graves (MAIS≥3) n=48	Total n=282
sujets décédés	2	1	3
sujets injoignables	90	12	102
refus de poursuivre	27	15	42
non réponses mais vivants[q]	114	20	134
pathologie psychiatrique	1	0	1

Une comparaison entre les sujets adultes répondants au questionnaire à un an et les sujets accidentés non inclus dans ESPARR permet de vérifier la représentativité de la population d'étude par rapport à la population d'accidentés du Rhône. Cette comparaison a été effectuée à l'aide du test Chi deux pondéré (Rao-Scott) sur l'âge, le sexe, la gravité et le type d'usagers. Du fait du plan d'échantillonnage, les blessés légers sont volontairement sous-représentés dans la population d'étude par rapport à l'ensemble de la population d'accidentés de la route dans le département du Rhône durant la même période de recueil [(1)]. D'autre part, les usagers de véhicules à quatre roues sont proportionnellement plus nombreux dans le groupe de référence

---

[q] *Ces sujets sont connus comme vivants du fait de leur participation à des suivis ultérieurs*

que dans le groupe des répondants à un an de la cohorte [2]. Les usagers de deux roues motorisés ou de quads sont quant à eux surreprésentés dans l'échantillon d'étude [3]. Aucune différence significative en termes de sexe et d'âge au moment de l'accident n'a été observée [4,5].

3.1.1.2. Comparaison entre les sujets adultes répondants et non répondants au suivi à un an de la cohorte ESAPRR

Une comparaison entre les répondants et les non répondants du questionnaire à un an est présentée dans le tableau ci-dessous. Dans la population adulte ESPARR, il n'y a pas beaucoup de différence entre les sujets répondants (n=886) et non répondants (n=282) au suivi à un an. Parmi les caractéristiques comparées, ces deux échantillons sont différents au niveau de la gravité et de la fragilité socioéconomique.

Tableau 9: Comparaison des caractéristiques sociodémographiques et lésionnelles à l'inclusion entre les sujets adultes répondants et non répondants au suivi à un an de la cohorte ESPARR

Caractéristiques	Non répondants à un an	Répondants à un an	Total	p*
	n=282 (%)	n=886 (%)	n=1168 (%)	
Age à l'accident (ans)				ns
16-24	117 *(41,5)*	310 *(35,0)*	427 *(36,6)*	
25-44	116 *(41,1)*	358 *(40,4)*	474 *(40,6)*	
45-64	36 *(12,8)*	162 *(18,3)*	198 *(17,0)*	
≥65	13 *(4,6)*	56 *(6,3)*	69 *(5,9)*	
Homme	177 *(62,8)*	548 *(61,9)*	725 *(62,1)*	ns
Situation familiale				ns
Célibataire	142 *(50,4)*	405 *(45,7)*	547 *(46,8)*	
Vie de couple	109 *(38,7)*	373 *(42,1)*	482 *(41,3)*	
Séparé, divorcé, veuf	31 *(11,0)*	108 *(12,2)*	139 *(11,9)*	
Fragilité socioéconomique				**0,02**
Les insérés	28 *(9,9)*	126 *(14,2)*	154 *(13,2)*	
Jeunes en famille	36 *(12,8)*	141 *(15,9)*	177 *(15,2)*	
Non-salariés avec stabilité sociale	14 *(5,0)*	46 *(5,2)*	60 *(5,1)*	
Jeunes à stabilité socioéconomique relative	17 *(6,0)*	32 *(3,6)*	49 *(4,2)*	
Travailleurs modestes	128 *(45,4)*	417 *(47,1)*	545 *(46,7)*	
Exposés	59 *(20,9)*	124 *(14,0)*	183 *(15,7)*	
Type d'usagers				ns
Piétons, rollers, trottinettes	35 *(12,4)*	124 *(14,0)*	159 *(13,6)*	
Cyclistes	15 *(5,3)*	100 *(11,3)*	115 *(9,8)*	
Deux roues motorisés, quads	85 *(30,1)*	268 *(30,3)*	353 *(30,2)*	
Quatre roues	147 *(50,1)*	394 *(44,5)*	541 *(46,3)*	
NISS				**0,03**
NISS [0 - 8]	213 *(75,5)*	547 *(61,7)*	760 *(65,1)*	
NISS [9 - 15]	33 *(11,7)*	164 *(18,5)*	197 *(16,9)*	
NISS ≥ 16	36 *(12,8)*	175 *(19,8)*	211 *(18,1)*	
Type de lésions				
Tête	88 *(31,2)*	355 *(40,1)*	443 *(37,9)*	0,05
Face	45 *(16,0)*	180 *(20,3)*	225 *(19,3)*	ns
Coup du lapin	93 *(33,0)*	240 *(27,1)*	333 *(28,5)*	ns
Thorax	68 *(24,1)*	208 *(23,5)*	276 *(23,6)*	ns
Abdomen	30 *(10,6)*	93 *(10,5)*	123 *(10,5)*	ns
Colonne hors coup du lapin	38 *(13,5)*	130 *(14,7)*	168 *(14,4)*	ns
Membres supérieurs	107 *(37,9)*	344 *(38,8)*	451 *(38,6)*	ns
Membres inférieurs	124 *(44,0)*	429 *(48,2)*	553 *(47,3)*	ns
Comorbidité	88 *(31,2)*	251 *(28,3)*	339 *(29,0)*	ns
En activité au moment de l'accident	225 *(79,8)*	704 *(79,5)*	929 *(79,5)*	ns
Avoir un proche dans l'accident	69 *(24,5)*	165 *(18,6)*	234 *(20,0)*	ns
Responsabilité dans l'accident	115 *(40,8)*	310 *(35,0)*	425 *(36,4)*	ns

Chi deux pondéré (Rao-Scott)) ; ns : non significatif

3.1.1.3. Caractéristiques des répondants du suivi à un an

En ce qui concerne les 886 sujets répondant à un an, il s'avère que les hommes représentent une forte proportion de la population avec un taux de 62%. L'âge moyen de la population est de 35 ans (écart-type = 16). De plus, en s'intéressant à la répartition des scores MAIS, près de la moitié de la population a un MAIS=1 (*Tableau 10*).

Tableau 10 : Descriptions des caractéristiques sociodémographiques et lésionnelles selon la gravité chez les 886 adultes répondants au suivi à un an de la cohorte ESPARR

Caractéristiques des répondants au suivi à un an	Blessés légers (NISS<9)	Blessés graves (NISS=9-15)	Blessés très graves (NISS≥16)	Total	p
Âge à l'accident (moyenne ± écart-type)	34,3 ±15,0	38,6 ±18,1	35,5 ±16,1	35,3 ±15,9	<0,01[#]
	n=547 *(%)*	n=164 *(%)*	n=175 *(%)*	n=886 *(%)*	p*
Âge à l'accident (ans)					**<0,01**
16-24	191 *(34,9)*	52 *(31,7)*	67 *(38,3)*	310 *(35,0)*	
25-44	245 *(44,8)*	56 *(34,1)*	57 *(32,6)*	358 *(40,4)*	
45-64	83 *(15,2)*	39 *(23,8)*	40 *(22,9)*	162 *(18,3)*	
≥65	28 *(5,1)*	17 *(10,4)*	11 *(6,3)*	56 *(6,3)*	
Sexe				548 *(61,9)*	**<0,01**
Femme	255 *(46,6)*	44 *(26,8)*	39 *(22,3)*	338 *(38,1)*	
Homme	292 *(53,4)*	120 *(73,2)*	136 *(77,7)*	548 *(61,9)*	
Situation familiale					ns
Célibataire	248 *(45,3)*	81 *(49,4)*	76 *(43,4)*	405 *(45,7)*	
Vie de couple	239 *(43,7)*	58 *(35,4)*	76 *(43,4)*	373 *(42,1)*	
Séparé, divorcé, veuf	60 *(11,0)*	25 *(15,2)*	23 *(13,1)*	108 *(12,2)*	
Fragilité socioéconomique					ns
Les insérés	80 *(14,6)*	25 *(15,2)*	21 *(12,0)*	126 *(14,2)*	
Jeunes en famille	87 *(15,9)*	30 *(18,3)*	24 *(13,7)*	141 *(15,9)*	
Non-salariés avec stabilité sociale	27 *(4,9)*	9 *(5,5)*	10 *(5,7)*	46 *(5,2)*	
Jeunes à stabilité socioéconomique relative	25 *(4,6)*	4 *(2,4)*	3 *(1,7)*	32 *(3,6)*	
Travailleurs modestes	254 *(46,4)*	71 *(43,3)*	92 *(52,6)*	417 *(47,1)*	
Exposés	74 *(13,5)*	25 *(15,2)*	25 *(14,3)*	124 *(14,0)*	
Type d'usagers					**<0,01**
Piétons, rollers, trottinettes	56 *(10,2)*	39 *(23,8)*	29 *(16,6)*	124 *(14,0)*	
Cyclistes	57 *(10,4)*	22 *(13,4)*	21 *(12,0)*	100 *(11,3)*	
Deux roues motorisés, quads	137 *(25,0)*	67 *(40,9)*	64 *(36,6)*	268 *(30,2)*	
Quatre roues	297 *(54,3)*	36 *(22,0)*	61 *(34,9)*	394 *(44,5)*	
MAIS					-
1	378 *(69,1)*	0 *(0,0)*	0 *(0,0)*	378 *(42,7)*	
2	169 *(30,9)*	63 *(38,4)*	0 *(0,0)*	232 *(26,2)*	
3	0 *(0,0)*	101 *(61,6)*	113 *(64,6)*	214 *(24,2)*	
4	0 *(0,0)*	0 *(0,0)*	46 *(26,3)*	46 *(5,2)*	

Caractéristiques des répondants au suivi à un an	Blessés légers (NISS<9)	Blessés graves (NISS=9-15)	Blessés très graves (NISS≥16)	Total	p
5	0 (0,0)	0 (0,0)	16 (9,1)	16 (1,8)	
Type de lésions					<0,01
Tête	159 (29,1)	72 (43,9)	124 (70,9)	355 (40,1)	<0,01
Face	75 (13,7)	39 (23,8)	66 (37,7)	180 (20,3)	<0,01
Coup du lapin	205 (37,5)	21 (12,8)	14 (8,0)	240 (27,1)	<0,01
Thorax	91 (16,6)	31 (18,9)	86 (49,1)	208 (23,5)	<0,01
Abdomen	34 (6,2)	15 (9,1)	44 (25,1)	93 (10,5)	<0,01
Colonne hors coup du lapin	67 (12,2)	20 (12,2)	43 (24,6)	130 (14,7)	<0,01
Membres supérieurs	177 (32,4)	77 (47,0)	90 (51,4)	344 (38,8)	<0,01
Membres inférieurs	205 (37,5)	107 (65,2)	117 (66,9)	429 (48,2)	<0,01
Comorbidité	156 (28,5)	44 (26,8)	51 (29,1)	251 (28,3)	ns
En activité au moment de l'accident	259 (80,7)	99 (75,0)	130 (79,8)	488 (79,2)	ns
Avoir un proche dans l'accident	120 (21,9)	17 (10,4)	28 (16,0)	165 (18,6)	ns
Responsabilité dans l'accident	179 (32,7)	59 (36,0)	72 (41,1)	310 (35,0)	ns

Anova; *Chi deux pondéré (Rao-Scott) ; ns : non significatif

Par ailleurs, les sujets âgés de 18 à 35 ans caractérisent majoritairement les répondants à un an (*Figure 4*).

Figure 4 : Répartition par classes d'âge chez les 886 adultes répondants au suivi à un an de la cohorte ESPARR

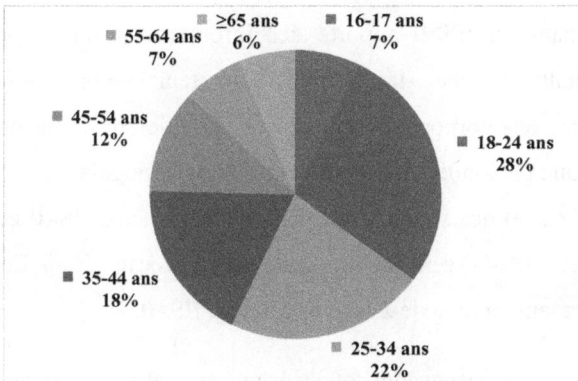

3.1.2. Séquelles prévisibles à un an estimées par l'IIS

Niveau maximal de handicap au sein de la cohorte ESPARR : le MIIS correspond au niveau de déficience le plus élevé. Il varie entre 0 et 6 avec 0 comme fonction normale et 6 comme niveau de handicap maximal. La plupart des patients ont un MIIS≤1, ce qui prédit une fonction normale un an après l'accident. Très peu de victimes ont un MIIS>2. Les 3 types de lésions les plus fréquemment retrouvés à l'origine d'un MIIS>0 sont les lésions à la tête, à la colonne, et aux membres. La tête est la seule région trouvée dans toutes les catégories de MIIS *(Tableau 11)*.

Tableau 11 : Distribution du MIIS chez les 886 adultes répondants au suivi à un an de la cohorte ESPARR

Valeur du MIIS	Fréquence du MIIS par type de lésion						
	Tête	Colonne	Membres	Face	Abdomen	Cou	MIIS global
0	146	31	434	168	90	93	**338**
1	170	221	129	11	2	0	**455**
2	18	7	27	1	0	0	63
3	5	1	3	0	0	0	9
4	9	6	0	0	0	0	14
5	6	0	0	0	0	0	6
6	1	0	0	0	0	0	1

Séquelles multiples chez la victime (

Tableau 12)

Nombre de lésions entrainant un handicap prévisible à un an : le nombre de lésions donnant un IIS>0 apporte des informations sur la présence de séquelles multiples chez la victime, sans tenir compte toutefois des différentes régions corporelles concernées. Le nombre de lésions avec un IIS>0 chez une personne varie entre 0 et 9 dans la population d'étude. Plus d'un tiers (38,2%) des sujets n'ont pas de lésions avec IIS>0 et plus d'un tiers des sujets (38,4%) possède une seule lésion avec un IIS>0. Enfin, 23,5% des sujets présentent plus de 2 lésions avec un IIS>0.

Nombre de régions corporelles touchées par au moins une lésion entrainant un handicap prévisible : le nombre de régions corporelles ayant au moins un IIS>0 chez une victime varie entre 0 et 4. Plus d'un tiers (38,3%) des sujets avec un MIIS>0 n'ont pas de région corporelle endommagée; près de la moitié (47,2%) présentent une seule région corporelle touchée et enfin peu de sujets (14,7%) sont atteints d'au moins deux régions corporelles.

Tableau 12 : Distribution de l'indicateur de l'IIS selon MAIS dans la population des 886 adultes répondants au suivi à un an de la cohorte ESPARR

	MAIS =1	MAIS =2	MAIS =3	MAIS =4	MAIS =5	Total
	n= 378 *(%)*	n= 232 *(%)*	n= 214 *(%)*	n= 46 *(%)*	n= 16 *(%)*	n= 886 *(%)*
MIIS						
0	<u>233</u> *(61,6)*	75 *(32,3)*	27 *(12,6)*	3 *(6,5)*	0 *(0,0)*	338 *(38,1)*
1	145 *(38,4)*	144 *(62,1)*	153 *(71,5)*	13 *(28,3)*	0 *(0,0)*	455 *(51,4)*
≥2	0 *(0,0)*	13 *(5,6)*	34 *(15,9)*	30 *(65,2)*	16 *(100)*	93 *(10,5)*
NbIIS						
0	233 *(61,6)*	75 *(32,3)*	27 *(12,6)*	3 *(6,5)*	0 *(0,0)*	338 *(38,1)*
1	128 *(33,9)*	110 *(47,4)*	86 *(40,2)*	14 *(30,4)*	2 *(12,5)*	340 *(38,4)*
≥2	17 *(4,5)*	47 *(20,3)*	101 *(47,2)*	29 *(63,0)*	<u>14</u> *(87,5)*	208 *(23,5)*
NbRégionIIS						
0	233 *(61,6)*	75 *(32,3)*	27 *(12,6)*	3 *(6,5)*	0 *(0,0)*	338 *(38,1)*
1	145 *(38,4)*	122 *(52,6)*	120 *(56,1)*	22 *(47,8)*	9 *(56,3)*	418 *(47,2)*
≥2	<u>0</u> *(0,0)*	35 *(15,1)*	67 *(31,3)*	21 *(45,7)*	<u>7</u> *(43,8)*	130 *(14,7)*

MIIS : Maximum IIS ; NbIIS=nombre de lésions donnant un IIS>0; Nbrégion= nombre de régions corporelles ayant au moins un IIS>0.

3.1.3. Conséquences observées à un an

3.1.3.1. Article publié dans "Accident Analysis and Prevention"

Accident Analysis and Prevention 50 (2013) 92–102

Contents lists available at SciVerse ScienceDirect

Accident Analysis and Prevention

journal homepage: www.elsevier.com/locate/aap

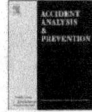

Outcomes one year after a road accident: Results from the ESPARR cohort

Martine Hours [a,b,c,d,*], Laetitia Chossegros [a,b,c,d], Pierrette Charnay [a,b,c,d], Hélène Tardy [a,b,c,d], Hoang-Thy Nhac-Vu [a,b,c,d], Dominique Boisson [a,e,f], Jacques Luauté [a,e,f], Bernard Laumon [a,b,c,d]

[a] Université de Lyon, F-69622 Lyon, France
[b] IFSTTAR, UMRESTTE, F-69675 Bron 25 avenue François Mitterrand 69500 Bron, France
[c] Université Lyon 1, UMRESTTE, F-69373 Lyon, France
[d] Hospices Civils de Lyon, Henry Gabrielle Hospital, Rehabilitation and Physical Medicine Unit, F-69230 Saint Genis-Laval, France
[e] Hospices Civils de Lyon, F-69230 Saint Genis-Laval, France
[f] Henry Gabrielle Hospital, Rehabilitation and Physical Medicine Unit, France

ABSTRACT

Objective: Reducing the rates of death, trauma and sequelae associated with road accidents is the prime goal of road safety authorities, and success requires having data on victims' outcomes in the long term.

The present study examined the outcome of adult road accident victims one year after their accident.

Methods: The cohort comprised 886 injured road-accident victims, aged ≥ 16 years, and living in the Rhône administrative Département, France (taken from the ESPARR Cohort). Data were collected on victim characteristics at the time of crash, and self-reported outcomes one year later. The population of respondents at the one-year questionnaire follow-up was divided into two categories according to injury severity, as mild-to-moderate (M.AIS < 3) or severe (M.AIS 3+). Qualitative variables were compared between these 2 groups using Chi^2 or Fisher exact tests.

Results: At one year post-accident, 45% of the mild-to-moderate injury group versus only 20% of severely injured subjects reported full recovery of health (p < 0.001). 20% of the cohort, as a whole, reported permanent pain. More than half of the severely injured subjects reported that the accident had had an impact on the everyday life of their family; this was twice as many as in the mild-to-moderate injury group (55% vs. 22%). Most of the severely injured reported impact on leisure, projects and emotional life: 20% reported relational difficulties in the couple, 16% reported impaired sexual life, and the rate of separation was significantly higher than in the mild-to-moderate injury group (5% vs. 1%; p < 0.001). Mean time off work was significantly longer in the severe injury group: 245 ±158 days vs. 75 ±104 days (p < 0.001); and 32% of the severe injury group (p < 0.001) who had stopped work had not returned at 1 year, compared to 5% of the mild-to-moderate injury group.

Conclusions: One year after a road accident, the consequences for victims remain significant. In terms of physical impact, pain frequently persists, impairing daily life for many. There is an elevated rate of chronic PTSD (post-traumatic stress disorder) and a non-negligible impact on affective and occupational life.

3.1.3.2. Résultats complémentaires

Environ deux tiers des victimes déclarent que leur état médical n'est pas rentré dans l'ordre. Cette proportion se retrouve également lorsque les sujets déclarent avoir des séquelles physiques. Près de la moitié des sujets ont eu un arrêt de travail suite à l'accident et estiment que leurs loisirs ont été perturbés Le fait de ne pas avoir un état médical rentré dans l'ordre à un an est observé pour la majorité des victimes (plus de 75%) dans les trois groupes de gravité. Par contre, la proportion de sujets présentant différentes autres conséquences augmente en fonction de la gravité.

3.1.4. Qualité de vie des sujets mesurée par le WHOQol-Bref

Les deux items globaux de WHOQol-Bref concernant l'appréciation de sa qualité de vie par les accidentés (*Tableau 13*) montre que ces derniers estiment globalement avoir une bonne qualité de vie : près des deux tiers des personnes ont déclaré avoir une bonne voire une très bonne qualité de vie. S'agissant de la satisfaction quant à sa propre santé, le constat est à peu près similaire : seul 22,2% des sujets n'apparaissent pas satisfaits voire pas du tout satisfaits de leur santé.

Tableau 13 : Description des 26 items du WHOQol-Bref chez les 886 adultes répondants au suivi à un an de la cohorte ESPARR

26 items de WHOQol-Bref	Des possibilités de réponse[r]			Total
	1/2	3	4/5	
	n *(%)*	n *(%)*	n *(%)*	n
Items globaux				
1. Comment trouvez-vous votre qualité de vie ?	72 *(8,2)*	249 *(28,2)*	561 *(63,6)*	882
2. Êtes-vous satisfait de votre santé ?	**196** *(22,2)*	**186** *(21,1)*	**500** *(56,7)*	**882**
Physique (7 items)				
3. Actuellement, une douleur (physique) vous empêche-t-elle de faire ce que vous avez à faire ?	151 *(17,2)*	140 *(16,0)*	585 *(66,8)*	876
4. Un traitement médical vous est-il nécessaire dans votre vie de tous les jours ?	100 *(11,5)*	64 *(7,3)*	709 *(81,2)*	873
10. Avez-vous assez d'énergie dans la vie de tous les jours ?	110 *(12,6)*	176 *(20,1)*	589 *(67,3)*	875
15. Comment trouvez-vous votre capacité à vous déplacer seul ?	60 *(6,8)*	102 *(11,6)*	663 *(75,4)*	879
16. Êtes-vous satisfaits de votre sommeil ?	**229** *(26,1)*	**172** *(19,6)*	**476** *(54,3)*	**877**
17. Êtes-vous satisfait de votre capacité à accomplir vos activités quotidiennes ?	122 *(13,9)*	137 *(15,6)*	617 *(70,4)*	876

[r] Différentes types de réponses et les items concernés

		1/2	3	4/5
1,15	Très mauvaise/mauvaise		Ni bonne, ni mauvaise	Bonne/Très bonne
2, 20, 21, 22, 23, 25	Pas du tout satisfait/ Pas satisfait		Ni satisfait, ni insatisfait	Satisfait/Très satisfait
3, 4, 5, 6	Complètement/Beaucoup		Modérément	Un peu/ Pas du tout
7, 8, 9, 24	Pas du tout/ Un peu		Modérément	Beaucoup/ Tout à fait
10, 11, 12, 13, 14	Pas du tout/ Un peu		Modérément	Suffisamment/Tout à fait
16, 17, 18	Très insatisfait/ Insatisfait		Ni satisfait, ni insatisfait	Satisfait/Très satisfait
19	Pas du tout/ Un peu		Modérément	Beaucoup/ Extrêmement
26	Toujours/Très souvent		Souvent	Parfois / Jamais

26 items de WHOQol-Bref	Des possibilités de réponse[r]			Total
	1/2	3	4/5	
	n (%)	n (%)	n (%)	n
18. Êtes-vous satisfait de votre capacité à travailler ?	141 (17,1)	136 (16,5)	549 (66,5)	826
Mental/psychique (6 items)				
5. Trouvez-vous votre vie agréable ?	121 (13,8)	230 (26,2)	526 (60,0)	877
6. Vos croyances (convictions personnelles) donnent-elles un sens à votre vie ?	297 (34,6)	122 (14,2)	439 (51,2)	858
7. Êtes-vous capables de vous concentrer ?	106 (12,1)	122 (13,9)	439 (50,1)	876
11. Acceptez-vous votre apparence physique ?	105 (12,1)	115 (13,2)	650 (74,7)	870
19. Avez-vous une bonne opinion de vous-même ?	121 (13,9)	371 (42,6)	378 (43,4)	870
26. Éprouvez-vous des sentiments négatifs comme le cafard, le désespoir, l'anxiété ou la dépression ?	80 (9,1)	127 (14,5)	670 (76,4)	877
Social (3 items)				
20. Êtes-vous satisfait de vos relations personnelles ?	46 (5,3)	133 (15,3)	690 (79,4)	869
21. Êtes-vous satisfait de votre vie sexuelle ?	102 (12,4)	145 (17,6)	578 (70,1)	825
22. Êtes-vous satisfait du soutien que vous recevez de vos amis ?	57 (6,6)	129 (14,8)	683 (78,6)	869
Environnemental (8 items)				
8. Vous sentez-vous en sécurité dans votre vie de tous les jours ?	154 (17,6)	246 (28,1)	477 (54,4)	877
9. Votre environnement est-il sain du point de vue de la pollution, du bruit, de la salubrité ?	225 (25,8)	262 (30,0)	386 (44,2)	873
12. Avez-vous assez d'argent pour satisfaire vos besoins ?	239 (27,4)	238 (27,3)	396 (45,4)	873
13. Avez-vous le sentiment d'être assez informé pour faire face à la vie de tous les jours ?	177 (20,4)	185 (21,3)	507 (58,3)	869
14. Avez-vous la possibilité d'avoir des activités de loisirs ?	266 (30,4)	145 (16,6)	465 (53,1)	876
23. Êtes-vous satisfait de l'endroit où vous vivez ?	74 (8,4)	120 (13,7)	682 (77,9)	876
24. Avez-vous facilement accès aux soins (médicaux) dont vous avez besoin ?	59 (6,8)	117 (13,5)	688 (79,6)	864
25. Êtes-vous satisfait de vos moyens de transport ?	79 (9,1)	92 (10,6)	696 (80,3)	867

Chaque sujet a 5 possibilités de réponse pour chaque item demandé. Dans le tableau, nous avons regroupé le nombre de réponses des deux premières et deux dernières possibilités. Les points distribués pour chaque réponse vont de 1 à 5, de la première à la cinquième possibilité de réponse. Ces points ont servi à calculer les scores de 4 domaines différents. Plus le score est élevé, meilleure est la qualité de vie.

Les scores, décrits dans le tableau ci-dessous, ont pu être calculés pour 865 sujets pour la dimension physique, 868 sujets pour la dimension psychique et 870 sujets pour les dimensions sociale et environnementale. En prenant pour référence l'échelle des scores dans les 4 domaines de la qualité de vie inventoriés par le WHOQol-Bref allant de 0 à 20, les scores les plus élevés apparaissent pour les dimensions physique et sociale (moyennes de 15,4 et une médiane à 16). Quant aux dimensions psychique et environnementale, elles retiennent des moyennes ainsi que des médianes proches de 14,5. Enfin, les valeurs minimales et maximales attestent bien de l'hétérogénéité des scores de qualité de vie.

Tableau 14 : Description des scores du WHOQol-Bref chez les 886 adultes répondants au suivi à un an de la cohorte ESPARR

	n	Moyenne *(Écart-type)*	Minimum	1er quartile	Médiane	3ème quartile	Maximum	p*
Échelle 4-20								
Score A	865	15,4 *(3,2)*	4,0	13,7	16,0	17,7	20,0	<0,01
Score B	868	14,4 *(2,7)*	4,0	12,7	14,7	16,0	20,0	<0,01
Score C	870	15,4 *(2,9)*	4,0	14,7	16,0	17,3	20,0	<0,01
Score D	870	14,5 *(2,7)*	4,5	13,0	14,5	16,5	20,0	<0,01
Échelle 0-100								
Score A	865	71,0 *(19,8)*	0,0	60,7	75,0	85,7	100,0	<0,01
Score B	868	64,9 *(16,9)*	0,0	54,2	66,7	75,0	100,0	<0,01
Score C	870	71,5 *(18,4)*	0,0	66,7	75,0	83,3	100,0	<0,01
Score D	870	65,8 *(16,7)*	3,1	56,2	65,6	78,1	100,0	<0,01

le test de normalité Kolmogorov-Smirnov, p<0,05 = variable ne suit pas une loi normale. **A: Score Physique. B: Score Psychique. C: Score Social. D: Score Environnemental**

3.1.5. Facteurs prédictifs d'une mauvaise récupération de l'état de santé à un an chez les blessés graves

Sachant que la gravité a un rôle déterminant dans l'évolution de l'état de santé des victimes, une analyse préliminaire des facteurs prédictifs de l'état de santé (subjectif) en focus sur les blessés graves permet d'individualiser les facteurs associés à la récupération de l'état de santé des victimes les plus gravement atteintes.

Cette partie a fait l'objet d'une publication internationale dans le "Journal of Rehabilitation Medicine" en 2011.

J Rehabil Med 2011; 43: 776–782

ORIGINAL REPORT

PREDICTING SELF-REPORTED RECOVERY ONE YEAR AFTER MAJOR ROAD TRAFFIC ACCIDENT TRAUMA

Hoang-Thy Nhac-Vu, PharmD, MSc[1], Martine Hours, MD, PhD[1], Pierrette Charnay, MSc[1], Laetitia Chossegros, MSc[1], Dominique Boisson, MD, PhD[2], Jacques Luauté, MD, PhD[2], Etienne Javouhey, MD, PhD[1,3], Amina Ndiaye, MD[1] and Bernard Laumon, MD, PhD[2]

From the [1]Transport Work and Environmental Epidemiology Research and Surveillance Unit – UMRESTTE (UMR T9405) IFSTTAR, Université de Lyon, [2]Rehabilitation and physical medicine Unit, Hospital Henry Gabrielle, Hospices Civils de Lyon, Saint Génis-Laval and [3]Pediatric Intensive Care Unit, Hôpital Femme Mère Enfant, Hospices Civils de Lyon, Bron, France

ABSTRACT

Objective: The aim of this study was to examine the self-reported health status of road traffic accident victims and the predictors of self-assessed recovery 1 year after major trauma in a French population.

Methods: The cohort comprised 276 seriously injured victims of road traffic accidents, aged > 16 years from the Rhône administrative department, France. Victim characteristics at the time of the crash and self-reported health status 1 year after trauma were collected. Predictive factors for self--assessed recovery were examined using a Poisson regression approach.

Results: The majority of victims were male (76%); most had severe injuries (76%), involving mainly the lower limbs and the head (68% and 55%, respectively). At 1-year follow-up, 80% reported being not fully recovered. Self-reported health status was not significantly associated with age, gender, being in employment, type of road user, or health status during the year preceding the accident, but rather with low socio-economic status, high injury severity, and presence of lower limb injury.

Conclusion: Care for subjects who are at high risk of not fully recovering (manual workers, the very seriously injured, and those with lower limb injury) needs to be extended and improved. Longer follow-up studies on the risk factors for not fully recovering are needed in order to reduce harmful consequences for victims.

3.2. Caractérisation de groupes de blessés homogènes pour leurs conséquences à un an et recherche des facteurs prédictifs d'appartenance à l'un des groupes : 2ème objectif

3.2.1. Article publié dans "Traffic Injury Prevention"

L'objectif de cette publication est d'identifier des groupes de sujets homogènes quant à leurs conséquences à un an, et de rechercher s'il existe des facteurs présents dès l'accident qui pourraient prédire le fait d'être dans tel ou tel autre groupe un an après.

Traffic Injury Prevention

Publication details, including instructions for authors and subscription information:
http://www.tandfonline.com/loi/gcpi20

Prognosis of Outcome in Adult Survivors of Road Accidents in France: One-Year Follow-Up in the ESPARR Cohort

Hoang-Thy Nhac-Vu [a] , Martine Hours [a] , Laetitia Chossegros [a] , Pierrette Charnay [a] , Helene Tardy [a] , Jean-Louis Martin [a] , Jean-Michel Mazaux [b] & Bernard Laumon [a]

[a] IFSTTAR, UMRESTTE, Université de Lyon , Lyon , France

[b] Rehabilitation and Physical Medicine Unit , Clinical Neuroscience Pole-Bordeaux University, Saint-André and Pellegrin Hospitals , Bordeaux , France

Accepted author version posted online: 12 Jul 2013.Published online: 17 Dec 2013.

ABSTRACT

Objective

The consequences of road crashes are various, and few studies have dealt with the multidimensionality of outcomes. The aim of the present study was to assess the multidimensional nature of outcomes one year after a crash and to determine predictive factors which could help in adapting medical and social care to prevent such consequences to improve road-crash victims' prognosis.

Methods

The study population was the 886 respondents to the one year follow-up from the ESPARR cohort, aged ≥ 16 years; the analysis was carried out only on the 616 subjects who fully completed a self-report questionnaire on health, social, emotional and financial status 1 year after a crash. Multiple correspondence analysis and hierarchical clustering was implemented to produce homogeneous groups according to differences in outcome. Groups were compared using the WHOQol-Bref (a standard instrument of quality of life, assessing physical health, psychological health, social relationships and environment) and the IIS (Injury Impairment Scale), a tool to predict road-crash sequelae. Baseline predictive factors for group attribution were analyzed by weighted multinomial logistic regression models.

Results

Five victim groups were identified in terms of consequences at 1 year: one group (206 subjects, 33.4%) with few problems, one with essentially physical sequelae, one with problems that were essentially both physical and social, and two groups with a wider range of problems (one including psychological problems but fewer environmental problems, and the last one reported negative physical, psychological, social and environmental impact; notably, all had PCS).

There were significant differences between groups in terms of family status, injury severity and certain types of injury (thorax, spine, lower limbs).

Comparison on the WHOQol-Bref confirmed that groups reporting more adverse outcomes had a lower quality of life. Description of the 5 groups by IIS indicators showed that IIS underestimated physical consequences 1 year after the crash.

Beside the known prognostic factors such as age, initial injury severity and lesion type, socioeconomic fragility and having a relative involved in the accident emerged as predictive of poor outcome at one year.

Conclusions

One year after the crash, victims may still be experiencing multiple problems in terms not only of physical health but also of mental health, social life and environment. Poor outcome may be predicted from both accident-related factors and socioeconomic fragility. Our results are useful in catching the attention of both clinicians and the public administration regarding victims at risk of suffering from important consequences after an accident. If those suffering head injuries are recognized, it would be very important to better consider and treat PTSD or PCS. Furthermore, subjects from lower socioeconomic backgrounds, with or without lower limb lesions have numerous difficulties after an accident, notably for returning to work: an objective would be to provide them more specific support.

3.2.2. Résultats complémentaires

3.2.2.1. Résultat de l'ACM et de la CAH

Parmi les résultats obtenus à partir de différentes techniques, nous présentons ici celui qui nous semble être le meilleur. Une ACM a été effectuée sur les 13 variables choisies. Les groupes prennent en compte la dimension réelle du nuage de points. En regardant les sorties de l'ACM à partir des 26 modalités des 13 variables choisies dans la *Figure 5*, l'ACM donne 21 axes. Parmi eux, l'axe-1 restitue 34,25% de l'information de départ ; l'axe-2, quant à lui, représente 9,5% de l'information initiale. Ces deux axes restituent 43,75% de l'information de départ. Sur le plan factoriel des deux premières dimensions, les 26 modalités des 13 variables se répartissent de cette manière : l'axe-1 fait ressortir une opposition entre les modalités représentant la présence de conséquences (du côté des coordonnées positives) et celles associées à l'absence de conséquences (du côté des coordonnées négatives).

Figure 5 : Pouvoir explicatif des 21 axes de l'ACM chez les 616 adultes ayant les données complètes à un an de la cohorte ESPARR

Axe	Valeur singulière	Inertie principale	Chi 2	%	% cumulé	7 14 21 28 35
1	0.59258	0.35115	2780.40	**34.25**	34.25	************************
2	0.31209	0.09740	771.23	**9.50**	**43.75**	*******
3	0.28374	0.08051	637.45	7.85	51.60	******
4	0.26772	0.07168	567.53	6.99	58.59	*****
5	0.26503	0.07024	556.15	6.85	65.44	*****
6	0.25001	0.06251	494.92	6.10	71.53	****
7	0.21939	0.04813	381.12	4.69	76.23	***
8	0.21297	0.04535	359.12	4.42	80.65	***
9	0.20384	0.04155	328.99	4.05	84.70	***
10	0.20139	0.04056	321.12	3.96	88.66	***
11	0.19078	0.03640	288.18	3.55	92.21	***
12	0.18798	0.03534	279.78	3.45	95.65	**
13	0.18380	0.03378	267.48	3.29	98.95	**
14	0.05927	0.00351	27.81	0.34	99.29	
15	0.05013	0.00251	19.90	0.25	99.54	
16	0.03895	0.00152	12.01	0.15	99.68	
17	0.03736	0.00140	11.05	0.14	99.82	
18	0.02776	0.00077	6.10	0.08	99.89	
19	0.02288	0.00052	4.15	0.05	99.95	
20	0.02111	0.00045	3.53	0.04	99.99	
21	0.01039	0.00011	0.85	0.01	100.00	
	Total	1.02537	8118.90	100.00		Degrés de liberté = 15375

Le nuage de points regroupant les individus sur les plans factoriels dans la figure ci-dessous, a une forme sphérique (pas de direction privilégiée). La méthode de classification utilisée est donc la méthode CAH. La classification est faite à partir des 21 axes obtenus par l'ACM, ce qui permet de compléter et de nuancer les résultats des analyses factorielles.

Figure 6 : Position des 616 adultes ayant les données complètes à un an de la cohorte ESPARR sur le plan factoriel créé par l'axe-1 et l'axe-2

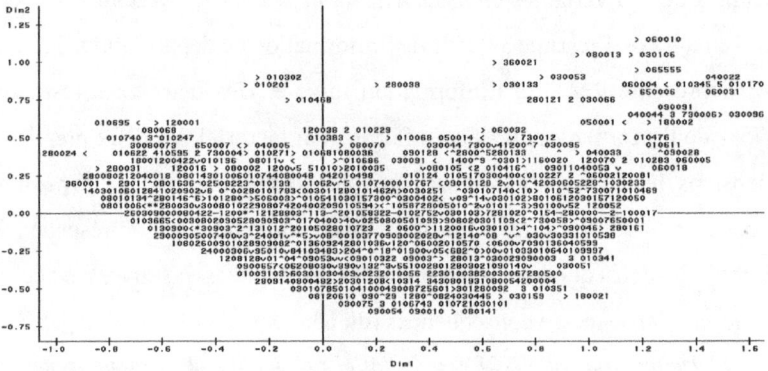

Le graphique, ci-dessous, est proposé par la méthode CAH. Il était nécessaire de choisir 5 classes du fait de la forte perte d'inertie interclasse en passant de 5 à 4 classes.

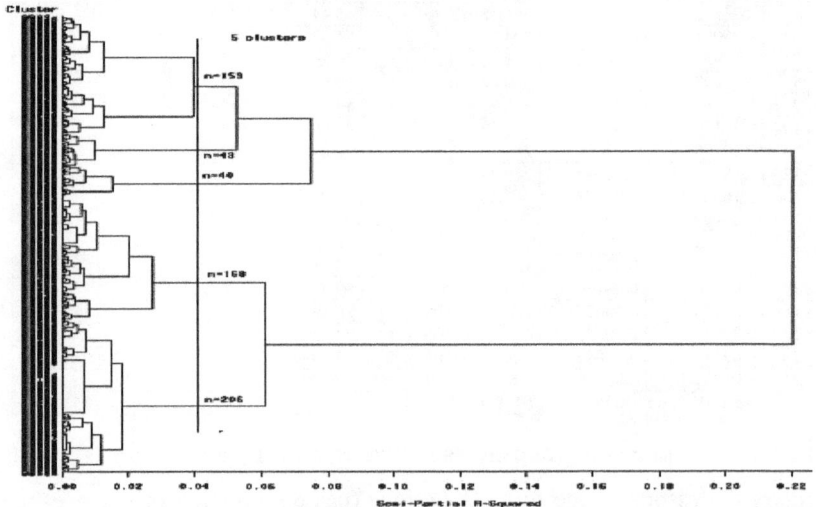

En regardant l'ensemble des valeurs des indicateurs au niveau du regroupement des groupes de 1 à 10 dans le tableau ci-dessous, la partition en 5 groupes semble être la plus appropriée.

Tableau 15: Historique des classifications des 10 derniers regroupements des 616 adultes ayant les données complètes à un an de la cohorte ESPARR

Nombre de groupes	Classifications jointes		Effectifs	SPRSQ	R^2	R^2 semi-partiel	CCC	Pseudo F	Pseudo T2
10	CL24	CL20	127	0,01	0,53	0,46	15,1	75,8	47,8
9	CL60	CL21	40	0,02	0,52	0,45	14,3	80,5	13,7
8	CL10	CL13	206	0,02	0,50	0,44	12,1	85,7	32,4
7	CL14	CL23	131	0,02	0,48	0,43	11,0	92,4	29,4
6	CL7	CL19	168	0,03	0,45	0,41	8,3	99,3	32,1
5	**CL11**	**CL12**	**159**	**0,04**	**0,41**	**0,39**	**4,5**	**106**	**43,1**
4	CL15	CL5	202	0,05	0,36	0,36	-0,1	113	45,5
3	CL6	CL8	374	0,06	0,30	0,32	-3,3	129	75,2
2	CL4	CL9	242	0,08	0,22	0,26	-4,3	173	52,8
1	CL3	CL2	616	0,22	0,00	0,00	0,0	.	173

SPRSQ : mesure la perte d'inertie interclasse provoquée en groupant deux classes ; R^2: la proportion de l'inertie expliquée par les classes (inertie interclasse/ inertie totale ; être le plus proche possible de 1 sans avoir trop de classes ; R^2 semi-partiel mesure la perte d'inertie interclasse provoquée en groupant deux classes ; CCC≥ 2 indique une bonne classification ; Pseudo F mesure la séparation entre toutes les classes- plus il est élevé, plus la partition est bonne ; Pseudo T2 mesure la séparation entre les deux classes dernièrement agréées.

En projetant le centre de chacun des 5 groupes sur le même plan factoriel des modalités et en comparant avec les modalités présentées sur le plan factoriel, il est possible de savoir quelles sont les variables qui caractérisent chaque groupe. Ainsi, le groupe 1 et le groupe 2 sont les deux groupes ayant une bonne récupération (côté négatif de l'axe-1) ; les groupes 3, 4, et 5 sont les trois groupes n'ayant pas une bonne récupération à un an.

Afin d'éviter les perturbations causées par les valeurs manquantes, ces dernières ne sont pas prises en compte dans l'ACM. Une fois les groupes obtenus, une description sur les modalités représentant des conséquences, l'absence de conséquences et des valeurs manquantes dans chaque groupe permet d'avoir une vue globale de leur répartition. Le *Tableau 16* montre qu'il n'y a pas de différence du nombre des valeurs manquantes entre groupes (médiane=0). Autrement dit, la présence des valeurs manquantes ne perturbe pas l'analyse. Le choix de ne pas avoir pris en compte les valeurs manquantes dans l'ACM est acceptable comme solution de traitement des valeurs manquantes

Tableau 16 : Description des modalités représentant des conséquences, l'absence de conséquences et des données manquantes dans chaque groupe chez les 616 adultes ayant les données complètes à un an de la cohorte ESPARR

	Nombre de conséquences présentées			Nombre d'absences de conséquences			Nombre des valeurs manquantes		
	Moyenne	Médiane	Range	Moyenne	Médiane	Range	Moyenne	Médiane	Range
Groupe-1 (n=206)	1,4	1,0	0,0-6,0	11,4	12,0	7,0-13,0	0,1	0,0	0,0-6,0
Groupe-2 (n=168)	3,8	4,0	1,0-7,0	9,0	9,0	5,0-12,0	0,2	0,0	0,0-4,0
Groupe-3 (n=159)	6,8	7,0	3,0-11,0	5,9	6,0	1,0-10,0	0,3	0,0	0,0-5,0
Groupe-4 (n=40)	8,9	9,0	3,0-12,0	4,0	4,0	0,0-10,0	0,3	0,0	0,0-2,0
Groupe-5 (n=43)	8,6	8,0	4,0-13,0	4,0	1,0	0,0-7,0	0,4	0,0	0,0-7,0

3.2.2.2. Caractéristiques de la population d'étude

En référence à la discussion de l'article en cours, le fait de ne pas prendre en compte la variable "type d'usagers" dans l'analyse multivariée est causé par l'existence des corrélations de cette variable avec celles qui ont été introduites dans le modèle multivarié. Le tableau ci-dessous présente les résultats pour confirmer cet argument.

Tableau 17 : Description des caractéristiques en fonction du type d'usagers chez les 616 adultes ayant les données complètes à un an de la cohorte ESPARR

Type d'usagers	Piétons, rollers, trottinettes	Cyclistes	Deux roues motorisés, quads	Quatre roues	Total	p
	n= (%)	n= (%)	n= (%)	n= (%)	n= (%)	
	96	75	182	263	616	
Avoir un proche blessé dans le même accident	6 (6,3)	3 (4,0)	20 (11,0)	83 (31,6)	112 (18,2)	<0,01
Responsabilité dans l'accident	0 (0,0)	0 (0,0)	99 (54,4)	103 (39,2)	202 (32,8)	<0,01
Maximum Abbreviated Injury Scale≥3	47 (49,0)	30 (40,0)	96 (52,8)	78 (29,7)	251 (40,7)	<0,01
Lésion de la tête	38 (39,6)	38 (50,7)	82 (45,1)	123 (46,8)	281 (45,6)	0,50
Lésion de la face	25 (26,0)	25 (33,3)	33 (18,1)	66 (25,1)	149 (24,2)	0,06
Avoir le coup du lapin	13 (13,5)	5 (6,7)	17 (9,3)	116 (44,1)	151 (24,5)	<0,01
Lésion du thorax	13 (13,5)	10 (13,3)	47 (25,8)	89 (33,8)	159 (25,8)	<0,01
Lésion de l'abdomen	7 (7,3)	7 (9,3)	25 (13,7)	35 (13,3)	74 (12,0)	0,33
Lésion de la colonne hors coup du lapin	6 (6,3)	8 (10,7)	23 (12,6)	53 (20,2)	90 (14,6)	<0,01
Lésion des membres supérieurs	46 (47,9)	41 (54,7)	88 (48,4)	75 (28,5)	250 (40,6)	<0,01
Lésion des membres inférieurs	68 (70,8)	33 (44,0)	130 (71,4)	87 (33,1)	318 (51,6)	<0,01

3.2.2.3. Description de la qualité de vie (WHOQol-Bref) dans chaque groupe

Un des objectifs de notre travail est de rechercher si la démarche suivie permet de valider certains indicateurs utilisés en pratique. L'un de ces indicateurs pourrait être la qualité de vie.

En regardant la distribution des scores WHOQol-Bref selon les groupes (*Figure 7*), une bonne cohérence est remarquée. Le groupe-1, considéré comme celui ayant une meilleure récupération, présente des bons scores de qualité de vie pour tous les domaines. En revanche, le groupe-5 est celui présentât des mauvais scores de qualité de vie (sauf le domaine environnemental qui est légèrement mieux que le groupe-4).

Figure 7 : Moyenne et écart-type des scores du WHOQol-Bref dans 5 groupes de 616 adultes ayant les données complètes à un an de la cohorte ESPARR

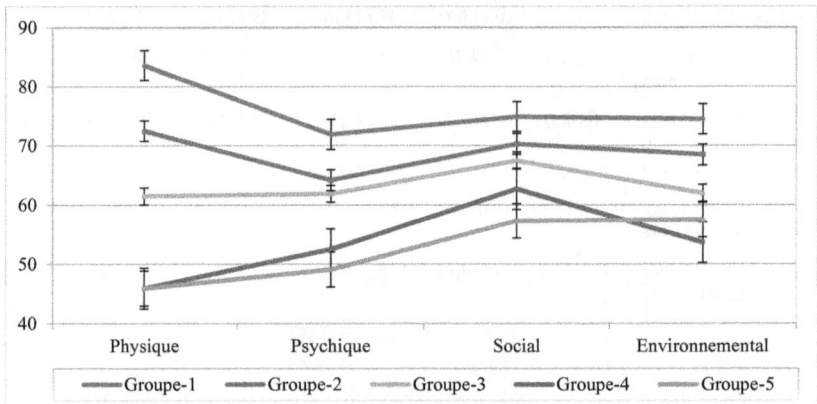

La description du WHOQol-Bref selon les groupes de conséquences montre que les groupes 1 et 2 présentent un bon niveau de qualité de vie (>67%) et sont plutôt satisfaits de leur santé. Ce n'est pas le cas pour les autres groupes. Les cinq groupes sont statistiquement différents pour tous les domaines du WHOQol-Bref (résultat confirmé par le test de Kruskal-Wallis, $p<0,01$).

3.3. Validation de l'IIS : 3ème objectif

Il s'agit ici de tester la validité de l'IIS à partir des observations faites lors du suivi à un an. Plusieurs outils décrits précédemment seront utilisés pour comparer leurs résultats à ceux prédits par l'IIS (établi *a priori* à partir de la connaissance des lésions).

3.3.1. Article publié dans "Traffic Injury Prevention"

Cet article est rédigé dans le but d'évaluer le niveau de prédicateur des incapacités fonctionnelles du MIIS (évaluées par un médecin) à travers l'usage de la MIF un an après l'accident dans le groupe de blessés graves.

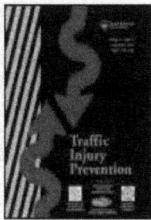

Traffic Injury Prevention

Publication details, including instructions for authors and subscription information:
http://www.tandfonline.com/loi/gcpi20

Evaluation of the Injury Impairment Scale, a Tool to Predict Road Crash Sequelae, in a French Cohort of Road Crash Survivors

Hoang-Thy Nhac-Vu [a], Martine Hours [a], Pierrette Charnay [a], Laetitia Chossegros [a], Dominique Boisson [b], Jacques Luauté [b] & Bernard Laumon [a]

[a] Université de Lyon, UMRESTTE-IFSTTAR, Lyon, France

[b] Université de Lyon, Henry Gabrielle Hospital, Rehabilitation and Physical Medicine Unit, Lyon, France

Accepted author version posted online: 11 Jan 2012. Version of record first published: 18 May 2012

To cite this article: Hoang-Thy Nhac-Vu, Martine Hours, Pierrette Charnay, Laetitia Chossegros, Dominique Boisson, Jacques Luauté & Bernard Laumon (2012): Evaluation of the Injury Impairment Scale, a Tool to Predict Road Crash Sequelae, in a French Cohort of Road Crash Survivors, Traffic Injury Prevention, 13:3, 239-248

To link to this article: http://dx.doi.org/10.1080/15389588.2011.647139

ABSTRACT

Objective

The objective of the present study was to validate sequelae prediction by the Maximal Injury Impairment Score (M-IIS) in comparison with the Functional Independence Measure (FIM) assessed at 1-year follow-up of severe road crash victims.

Methods

The study population came from "the Etude et Suivi d'une Population d'Accident'es de la Route dans le Rhˆone" (ESPARR; Rhˆone Area Road Crash Victim Follow-up Study) cohort: 178 victims (with Maximal Abbreviated Injury Scale ≥ 3) of road crashes in the Rhˆone administrative department of France, aged ≥ 16 years and with medical examination including FIM scoring 1 year postaccident. Two thresholds were tested for both scores. Firstly, the relation between FIM and M-IIS was assessed on logistic regression models adjusted on age and presence of complications at 1 year postaccident.

The predictive capacity of M-IIS was expressed as its negative and positive predictive values and was considered good when 80 percent or better.

Results

Sixty-three of the 178 adult subjects (mean age = 37.7 years; range = 16.1– 82.9 years) showed postaccident complications. One-year sequelae prediction on M-IIS was greater in head, spine, and limb lesions but limited to slight impairments (M-IIS = 1). There was a significant correlation between FIM and M-IIS, although age and medical complications were confounding factors on certain multivariate models. The predictive capacity of M-IIS was low for all types of sequelae.

Conclusions

M-IIS, in this severely injured population, failed to predict sequelae at 1 year as measured by the FIM, despite a good correlation between the two. Complications are to be taken into account in assessing the M-IIS's capacity to predict sequelae. Further evaluation will be needed on larger series or assessment of other indicators and measures of sequelae at 1 year to obtain a robust tool to predict road crash sequelae.

3.3.2. Résultats complémentaires

Afin de rechercher si d'autres indicateurs dérivés de l'IIS pouvaient mieux prédire les conséquences à un an, plusieurs analyses complémentaires ont été réalisées. Nous avons évalué en particulier la cohérence entre ce qui est exprimé par les mesures à un an (le WHOQol-Bref et les groupes de conséquences) avec différents indicateurs de l'IIS, dans la population toute gravité confondue.

3.3.2.1. Caractérisation des groupes de conséquences à un an par les variables calculées à partir de l'IIS

Les différents indicateurs de l'IIS ont été utilisés pour voir s'ils permettent de bien décrire nos groupes de conséquences. Les 5 groupes sont différents en fonction de l'IIS (quel que soit l'indicateur utilisé) (*Tableau 18*). Les 5 groupes sont décrits selon le MIIS pour chaque type de lésions. Le niveau des séquelles dues à des lésions à la colonne, à l'abdomen ou au thorax ne permet pas de caractériser des groupes de conséquences, notamment en raison de faibles effectifs. Parmi les 7 victimes ayant une séquelle à la colonne maximale (MIIS ≥3), 6 sujets se trouvent dans le groupe-5, le groupe contenant des sujets souffrant de très nombreuses conséquences. Les lésions au cou n'entrainent aucune séquelle notable. L'IIS lié aux lésions de la tête ne permet pas de différencier les 5 groupes de conséquences bien que le groupe-4 soit caractérisé par un plus grand nombre de sujets ayant au moins une séquelle à la tête. Par ailleurs, il est difficile de tirer une conclusion claire en ce qui concerne les séquelles à la face, bien que le test soit significatif. Notons que c'est le groupe-4 qui a le plus grand nombre de séquelles liées à une lésion faciale. Les séquelles des lésions aux membres permettent de différencier les 5 groupes : les groupes 3, 4 et 5 sont caractérisés par la présence de séquelles plus nombreuses et plus graves.

Tableau 18 : Description des 5 groupes en fonction de différents indicateurs de l'IIS chez les 616 adultes ayant les données complètes à un an de la cohorte ESPARR

	Groupe-1	Groupe-2	Groupe-3	Groupe-4	Groupe-5	Total	p*
	n= (%) 206	n= (%) 168	n= (%) 159	n= (%) 40	n= (%) 43	n= (%) 616	
MIIS							<0,01
0	88 (42,7)	58 (34,5)	37 (23,3)	4 (10,0)	6 (14,0)	193 (31,3)	
1	104 (50,5)	95 (56,6)	102 (64,2)	21 (52,5)	20 (46,5)	342 (55,5)	
2+	14 (6,8)	15 (9,0)	20 (12,6)	15 (37,5)	17 (39,6)	81 (13,1)	
NbIIS							<0,01
0	88 (42,7)	58 (34,5)	37 (23,3)	4 (10,0)	6 (14,0)	193 (31,3)	
1	87 (42,2)	70 (41,7)	65 (40,9)	12 (30,0)	14 (32,6)	248 (40,3)	
2+	31 (15,1)	40 (23,8)	57 (35,9)	24 (60,0)	23 (53,5)	175 (28,4)	
Nbrégion							<0,01
0	88 (42,7)	58 (34,5)	37 (23,3)	4 (10,0)	6 (14,0)	193 (31,3)	
1	97 (47,1)	81 (48,2)	87 (54,7)	15 (37,5)	18 (41,9)	298 (48,4)	
2+	21 (10,2)	29 (17,3)	35 (22,0)	21 (52,5)	19 (44,2)	125 (20,3)	
MIIS Tête							ns
0	151 (73,3)	116 (69,1)	121 (76,1)	8 (20,0)	30 (69,8)	426 (69,2)	
1	49 (23,8)	40 (23,8)	32 (20,1)	23 (57,5)	8 (18,6)	152 (24,7)	
2+	6 (2,9)	12 (7,1)	6 (3,7)	9 (22,5)	5 (11,7)	38 (6,1)	
MIIS Colonne							-
0	159 (77,2)	123 (73,2)	126 (79,3)	30 (75,0)	28 (65,1)	466 (75,6)	
1	46 (22,3)	45 (26,8)	31 (19,5)	7 (17,5)	8 (18,6)	137 (22,2)	
2+	1 (0,5)	0 (0,0)	2 (1,2)	3 (7,5)	7 (16,3)	13 (2,2)	
MIIS Membres inférieurs							<0,01
0	184 (89,3)	144 (85,7)	93 (58,5)	30 (75,0)	17 (39,5)	468 (76,0)	
1	16 (7,8)	20 (11,9)	54 (34,0)	5 (12,5)	17 (39,5)	112 (18,2)	
2+	6 (2,9)	4 (2,4)	12 (7,5)	5 (12,5)	9 (20,9)	36 (5,9)	
MIIS Membres supérieurs							<0,01
0	192 (93,2)	152 (90,5)	134 (84,3)	37 (92,5)	31 (72,1)	546 (88,6)	
1	13 (6,3)	16 (9,5)	25 (15,7)	3 (7,5)	11 (25,6)	68 (11,0)	
2+	1 (0,5)	0 (0,0)	0 (0,0)	0 (0,0)	1 (2,3)	2 (0,4)	
MIIS Face							<0,01
0	204 (99,0)	167 (99,4)	157 (98,7)	36 (90,0)	41 (95,4)	605 (98,2)	
1	2 (1,0)	1 (0,6)	2 (1,3)	4 (10,0)	1 (2,3)	10 (1,6)	
2+	0 (0,0)	0 (0,0)	0 (0,0)	0 (0,0)	1 (2,3)	1 (0,2)	

*Chi deux pondéré (Rao-Scott) ; MIIS : Maximum IIS ; NbIIS=nombre de lésions donnant un IIS>0; Nbrégion= nombre de régions corporelles ayant au moins un IIS>0. ns : non significatif ; les tests sont calculés en se basant sur les variables regroupant en 2 classes (sans ou avec séquelle prévisible).

3.3.2.2. Corrélation entre différentes variables calculées à partir de l'IIS et les scores du WHOQol-Bref

L'évaluation de l'IIS par le WHOQol-Bref est réalisée chez 886 sujets, qui ont répondu au suivi à un an. La corrélation des différents indicateurs de l'IIS avec les scores du WHOQol-Bref (échelle 4-20) est réalisée à l'aide du test non paramétrique, la corrélation de Spearman (tableau ci-dessous). Les scores physique, psychique et environnemental sont corrélés avec l'IIS quel que soit l'indicateur utilisé (les scores diminuent avec l'augmentation de l'IIS). Toutefois, bien que significatives, les corrélations entre l'IIS (quel que soit l'indicateur choisi) et les scores physique, psychique, environnemental ne sont pas très nettes. Le score social a une corrélation significative seulement avec le MIIS. Ce résultat pourrait signifier que le domaine social n'est pas pris en compte dans la construction de l'IIS.

Tableau 19: Corrélation entre les différentes variables calculées à partir de l'IIS et les scores du WHOQol-Bref (échelle 4-20) chez les 886 sujets adultes répondants au suivi à un an de la cohorte ESPARR

Scores du WHOQol-Bref	MIIS		NbIIS		Nbrégion	
	Coefficient	*p*	Coefficient	*p*	Coefficient	*p*
Physique	-0,19	*<0,01*	-0,22	*<0,01*	-0,19	*<0,01*
Psychique	-0,09	*<0,01*	-0,10	*<0,01*	-0,08	*0,03*
Social	-0,07	*0,03*	-0,05	*ns*	-0,05	*ns*
Environnemental	-0,07	*0,04*	-0,08	*0,01*	-0,08	*0,02*

*Maximum IIS ; NbIIS=nombre de lésions donnant un IIS>0; Nbrégion= nombre de régions corporelles ayant au moins un IIS>0.ns : non significatif *Coefficients de corrélation de Spearman ;*

Une régression linéaire est réalisée pour chaque score du WHOQol-Bref avec chaque variable calculée à partir de l'IIS, ce qui représente donc 3 modèles de régression univariée par score du WHOQol-Bref. En regardant les 10 modèles univariés valables parmi les 12 modèles construits (*Tableau 20*), les scores physique et psychique ont une liaison significative avec la plupart des indicateurs de l'IIS, ce qui n'est pas le cas pour les scores social et environnemental. Autrement dit, l'IIS est bien associé au domaine physique (Coefficient >0,60) et dans une moindre mesure au domaine psychique (coefficient # 0,25), alors qu'il ne l'est pas aux domaines social et environnemental. Ce résultat est convenable avec la création de l'IIS, qui a eu pour but de prédire les séquelles plutôt physiques que psychiques, sociales ou environnementales chez une personne.

Tableau 20 : Résultat de régression linéaire univariée pondérée entre chaque score du WHOQol-Bref et les différentes variables calculées à partir de l'IIS chez les 886 sujets adultes répondants au suivi à un an de la cohorte ESPARR

Y=X	Coefficient de régression	R²ajusté	Erreur standard	t	p
Modèle A : score Physique					
MIIS	**-0,74**	**0,03**	*0,15*	**-4,88**	**<0,01**
NbIIS	-0,67	0,04	*0,11*	-5,93	<0,01
Nbrégion	-0,69	0,02	*0,15*	-4,72	<0,01
Modèle B : score Psychique					
MIIS	0,29	0,004	*0,13*	-2,19	0,03
NbIIS	-0,25	0,006	*0,10*	-2,51	0,01
Nbrégion	-0,20	0,002	*0,13*	-1,58	0,11
Modèle C : score Social					
MIIS	-0,25	0,002	*0,15*	-1,71	ns
NbIIS	-0,09	-0,000	*0,11*	-0,84	ns
Nbrégion	-0,14	-0,00	*0,14*	-0,98	ns
Modèle D : score Environnemental					
MIIS*	-0,23	0,002	*0,13*	-1,72	ns
NbIIS*	-0,22	0,004	*0,10*	-2,16	0,03
Nbrégion	-0,24	0,003	*0,13*	-1,85	ns

*Variable à expliquer (Y), Variable explicative (X) ; *Modèle non valable par l'absence de la normalité et de l'égalité de la variance des résidus ; ns : non significatif ; MIIS : Maximum IIS ; NbIIS=nombre de lésions donnant un IIS>0; Nbrégion= nombre de régions corporelles ayant au moins un IIS>0 ; R²: le coefficient de détermination : plus la valeur est grande (proche de 1), meilleur le modèle. ; t=coefficient/écart-type: plus t est grand en valeur absolue, meilleur est le pouvoir prédictif de la variable X et plus grand est son apport au modèle linéaire.*

Nous en concluons que sur les données de la cohorte ESPARR, l'IIS prend bien en compte les domaines physique et psychique mais peu les conséquences sur la vie sociale et l'environnement des sujets.

4. DISCUSSION

4.1. Rappel du contexte

Chez une victime d'accident de la route, l'intervention médicale peut survenir à différents moments après l'accident : soit juste après l'accident, concernant souvent les soins médicaux pratiqués en urgence, soit dans les semaines qui suivent l'accident, en ce qui concerne la rééducation, et l'aide au retour à la vie "normale" des patients. Pour aider à améliorer la prise en charge des victimes, les connaissances sur leur lésion et sur leur devenir sont indispensables.

Par rapport aux études concernant les connaissances des lésions des victimes (étude transversale ou rétrospective), il y a encore peu d'études qui concernent le suivi des victimes, et qui permettent de connaître leur devenir. Particulièrement, les répercussions de l'accident de la route sur la victime et les facteurs intervenant dans son devenir en tenant compte de leur complexité sont encore mal évalués.

Ce travail, qui fait partie du projet ESPARR, permet d'améliorer ces connaissances. Plus précisément, les objectifs de notre travail étaient de caractériser les conséquences, de chercher les éléments pronostiques d'un mauvais devenir un an après l'accident, et d'évaluer la qualité de la prédiction des déficiences à un an par l'IIS en se basant sur les données réelles collectées par ESPARR.

4.2. Synthèse des résultats

Parmi les 1168 sujets adultes qui ont été inclus dans la cohorte ESPARR, 886 sujets ont donné leur état de santé à un an. Un an après l'accident, seulement un tiers des blessés sont satisfaits de leur santé, deux tiers ont déclaré ressentir toujours des douleurs du fait de l'accident, plus des deux tiers ont déclaré que leur moral a été affecté par l'accident, dont la moitié pendant plus d'un an. Par ailleurs, un an après l'accident, plus d'un tiers (36%) des victimes prends encore des médicaments en relation avec l'accident (un traitement antidouleur ou psychoactif pour la plupart), et 16% souffrent d'un syndrome de stress post-traumatique.

Environ la moitié des sujets adultes de la cohorte ESPARR (616 sujets, 53%) ont des données complètes et sont classés dans des groupes homogènes en fonction de leur devenir à un an par l'analyse des correspondances multiples et la méthode de classification hiérarchique.

Cinq groupes homogènes au niveau de ces conséquences ont pu être identifiés : le groupe-1 contient 206 sujets, dont une majorité est considérée en bonne récupération ; les groupes 2, 3, et 4 contiennent les sujets ayant des niveaux de conséquences intermédiaires, certains plus en lien avec des déficits ou difficultés physiques (groupe-2, n=168), d'autres en lien avec des difficultés mentales, sociales (groupe-3, n=159) ou environnementales (groupe-4, n=43) ; le groupe-5 contient 40 sujets qui souffrent de multiples problèmes, en particulier d'un syndrome post-commotionnel. Il est donc considéré comme le groupe ayant le moins bien récupéré. Le groupe-1 a servi de référence pour les autres groupes lors des évaluations des facteurs prédictifs de leur devenir à un an.

Après avoir ajusté sur plusieurs facteurs recueillis lors de l'accident, notre étude montre qu'à côté des facteurs caractéristiques liés aux victimes et de ceux qui ont déjà été évoqués dans la littérature (gravité, âge, sexe, ...), le niveau de fragilité socioéconomique est également un facteur prédisant le devenir des victimes un an après l'accident.

En ce qui concerne l'évaluation de l'IIS sur des données réelles, elle a été faite en analysant la cohérence entre l'IIS (ainsi que les variables calculées à partir de l'IIS) et les différents facteurs mesurés à un an (tels que la MIF, le WHOQol-Bref, les groupes homogènes de conséquences).

Les résultats de cette partie, qui nous semble la plus pertinente, est d'évaluer la capacité de prédiction par le MIIS de l'existence d'une séquelle chez un blessé grave (MAIS≥3), en utilisant la MIF, mesurée au cours du suivi à un an des victimes de la cohorte ESPARR.

En effet, la MIF propose un système uniforme pour mesurer l'incapacité fonctionnelle, ce qui est plus proche de la notion de déficience présente dans l'IIS, et indique quelle est l'assistance requise pour un individu de reprendre les activités de sa vie quotidienne [263]. Par contre, les mesures explorés dans le WHOQol-Bref ou les groupes de conséquences sont génériques, reflétant plus facilement la notion de handicap que les déficiences en tant que telles.

Quels que soient les facteurs utilisés pour évaluer l'IIS, les conséquences prédites par l'IIS ne correspondent pas vraiment à celles réellement observées un an après l'accident. En réalité, selon nos analyses, l'IIS sous-estime les conséquences des victimes un an après l'accident.

4.3. Avantages et limites

Notre travail bénéficie de plusieurs avantages :

Premièrement, en disposant des données de l'ensemble des victimes du Rhône dans la même période d'inclusion de la cohorte ESPARR, les vérifications de la représentativité de notre population d'étude par rapport à la population d'accidentés du Rhône étaient envisageables. Ces vérifications ont été réalisées en tenant compte du fait qu'ESPARR est une étude sur échantillon avec des probabilités de sélection des victimes inégales selon leur niveau de gravité. Par ailleurs, pour réduire l'effet des biais lié aux non-réponses, une pondération tenant compte notamment du taux de réponse a été appliquée. Au cours de ce travail, des analyses pondérées ont été réalisées avec ou sans ajustement sur les non-réponses. En comparant les estimations fondées sur ces deux analyses, le fait que les différences étaient faibles permet de penser que le non-répondant n'introduit pas de biais important dans cette étude.

Deuxièmement, la disposition d'une base de données riche permet des analyses complètes.

⤺ En effet, concernant les analyses des conséquences à un an, l'influence de la situation socioéconomique fragile a pu être testée, alors qu'elle est rarement vérifiée dans la littérature, probablement par manque d'informations nécessaires. Les recherches précédentes *[244, 249, 250]* ont montré que la fragilité socioéconomique est multifactorielle et qu'elle se manifeste surtout dans les domaines suivants : le statut socioéconomique, le logement, la situation vis-à-vis de l'emploi, le niveau d'étude, l'état de santé. De ce fait, il faut disposer des informations correspondantes pour étudier ce facteur, ce qui n'est pas toujours le cas. La cohorte ESPARR offre cette possibilité. Par ailleurs, le fait d'utiliser un facteur multidimensionnel nous permet d'utiliser nos données de façon optimale. En effet, les informations représentant la fragilité socioéconomique (telles que : avoir vécu un événement négatif, vivre seul, avoir un problème de santé avant l'accident, avoir un bas niveau d'étude, une catégorie sociodémographique défavorable, être dans une instabilité professionnelle, ne pas avoir de mutuelle, habiter dans une zone urbaine sensible, …) sont corrélées. La combinaison de ces diverses informations permet d'un côté de profiter de ces corrélations pour avoir des informations complètes, et de l'autre côté d'éviter de redoubler les informations en utilisant chaque variable en tant que telle.

⁜ Par ailleurs, en disposant de données sur plusieurs types de conséquences présentées chez les victimes, leur devenir est étudié de façon complète. En effet, le fait de prendre en compte la complexité des conséquences des victimes à un an donne une bonne vision de leur devenir tant pour leur santé physique, psychologique que pour leur vie sociale et environnementale.

⁜ En ce qui concerne l'évaluation de l'IIS sur les données réelles, grâce à la disponibilité des différents facteurs mesurés à un an (tels que : la capacité fonctionnelle (mesuré par la MIF), la qualité de vie (mesuré par le WHOQol-Bref), le devenir à un an (évalué par les groupes homogènes de conséquences), plusieurs hypothèses ont pu être testées.

Troisièmement, les analyses ont été réalisées avec des procédures statistiques cohérentes.

⁜ D'abord, les données sont exploitées par la méthode de datamining dans le but de prendre en compte et de comprendre les relations de plusieurs informations. Cette méthode est appliquée ici pour caractériser le niveau de fragilité socioéconomique - en prenant en compte différentes données à l'inclusion, et pour caractériser les conséquences des victimes - en prenant en compte différentes données du suivi à un an. Par rapport à l'analyse descriptive simple, qui donne seulement une vue générale sur chaque donnée, cette méthode de datamining avec des analyses plus complexes présente un avantage incontestable. Les résultats sont obtenus suivant plusieurs techniques, et comparés pour choisir celui qui est le plus pertinent.

⬇ En ce qui concerne l'analyse en régression logistique pour étudier les facteurs prédictifs de conséquences à un an (avec beaucoup de variables à prendre en compte), la procédure pas à pas ascendante est bien adaptée pour contrôler les interactions et les facteurs de confusion. De plus, bien que les groupes de conséquences soient présentés dans l'ordre croissant de conséquences, aucun élément ne permet de confirmer que la relation entre le devenir des victimes et leurs facteurs de risques étudiés est linéaire. Une analyse non ordinale permet d'étudier le risque de se trouver dans chaque groupe par rapport au groupe de référence, sans introduire d'a priori sur la linéarité du risque. Le résultat présenté est celui qui a été obtenu par une analyse multinomiale non ordinale, sans prise en compte du type d'usagers et des blessures à la tête (à cause de leur association avec les autres variables testées), pour cinq groupes de conséquences. Cependant, d'autres analyses ont été aussi testées pour comparer les résultats. Après avoir réalisé l'analyse non ordinale, qui permet d'éviter le biais qui pourrait être provoqué par l'introduction d'un a priori de linéarité du risque, l'analyse ordinale a été effectuée afin de prendre en compte, le cas échéant, la linéarité du risque. De plus, cette analyse a une meilleure puissance statistique.

⬇ La population d'étude est issue des victimes d'accident de la route, qui contient donc souvent des victimes polytraumatisées. Dans la logique de l'AIS pour lequel plusieurs indicateurs ont été construits (MAIS, ISS, NISS) et sont aujourd'hui d'utilisation courante, nous avons construit plusieurs indicateurs à partir de l'IIS dans le but d'avoir un score prédictif qui tienne mieux compte du polytraumatisme de la victime. Ces propositions qui semblaient raisonnables pour une population polytraumatisée n'ont pas conduit à choisir un indicateur plutôt qu'un autre.

Finalement, l'existence de publications dans les revues internationales concernant la cohorte ESPARR [38, 93, 130, 152, 232, 264] conforte la qualité de l'étude dans laquelle s'inscrit ce travail. De plus, le fait que les principaux résultats de ce travail aient fait l'objet de publications dans les revues internationales, d'une part valide l'intérêt de nos résultats, d'autre part permet de resituer nos travaux dans une perspective plus large de l'impact global des accidents de la circulation routière.

Limites de l'étude

Les premières limites concernent la taille de la population d'étude, qui introduit un manque de puissante statistique. Bien que celle-ci soit conséquente (il existe très peu d'études de cette ampleur dans la littérature internationale [28, 57-64, 67-73, 80]), nous nous sommes heurtées très vite à un manque de puissance de certaines analyses, ce qui nous a conduit donc à une certaine prudence dans l'interprétation de nos résultats. De même, lorsque nos analyses ne concernaient que des sous-groupes, le risque de biais devaient être pris en compte. Précisément,

⤴ Une première contrainte est liée au taux de non-réponse (partielle ou totale). Parce qu'ESPARR est une étude de cohorte, il est inévitable qu'on perde des sujets au cours du suivi. En outre, une grande partie de données est collectée par des auto-questionnaires, ce qui est aussi responsable de l'existence de valeurs manquantes dans le cas où le sujet n'avait pas répondu à au moins un des items demandés. Bien que les analyses aient été faites en tenant compte de ces données manquantes, il subsiste probablement des biais dus à ces non-réponses.

⤴ Une autre contrainte est le nombre limité des blessés graves (MAIS≥3) inclus dans l'étude. Bien que l'équipe ESPARR est prévu d'éviter cette limitation en recrutant tous les blessés graves prolongeant même la période de recrutement pour ces derniers, il y avait seulement 324 sujets adultes inclus dans ESPARR, dont 276 ont participé au suivi à un an.

⊰ Enfin, pour des raisons budgétaires, il est dommage qu'il y ait seulement une partie des sujets d'ESPARR (les sujets souffrant de blessures graves avec MAIS≥3 ou souffrant d'un traumatisme crânien modéré avec MAIS tête = 2) qui ait bénéficié des examens médicaux. Ces examens – qui complètent le suivi par auto-questionnaires, sont pourtant très utiles pour évaluer le devenir des victimes de façon objective. Cependant, les blessés les plus légers ont été plus souvent réticents que les autres à participer au suivi et il aurait été très difficile de les faire adhérer à un protocole d'étude forcément plus lourd. Par ailleurs, on peut penser que l'examen clinique aurait souvent été très proche de la normalité, comme le prouve les résultats de la MIF chez les plus graves qui ont montré un effet plafond évident.

Une autre limite concerne la disponibilité des référents liés à notre travail. Globalement, le manque de références est une difficulté pour valider nos résultats. Aucune recherche dans la littérature n'est similaire à notre étude pour la majorité des points méthodologiques. Par conséquent, les études auxquelles ce travail se réfère sont souvent celles qui ont au moins un point comparable avec notre étude. Le domaine de comparaison peut concerner le résultat, le problème étudié, le terme de suivi, le type de population d'étude, la procédure statistique ou l'outil d'évaluation, …etc. Il était donc difficile d'avoir une bonne comparaison avec la littérature mais c'est là où l'existence de notre étude trouve tout son sens. En effet, obtenir quelque chose de nouveau, d'utile (en se basant sur les connaissances obtenues dans les recherches précédentes, en tenant compte de leurs poids forts et poids faibles) pour la sécurité routière était tout le challenge de cette étude.

4.4. Application des résultats obtenus

Les résultats de ce travail permettent d'abord de contribuer à compléter les connaissances sur le devenir des victimes un an après accident.

Précisément, nous confirmons que les sujets peuvent encore souffrir de problèmes un an après l'accident même s'ils n'étaient que légèrement blessés. En effet, près de deux tiers des victimes souffrent encore de problèmes physiques un an après leur accident, dont la moitié n'avait eu que des blessures légères. Ces résultats nous incitent à penser qu'une prise en charge post-accidentelle est nécessaire, non seulement chez les blessés graves, mais aussi chez les blessés légers.

Par ailleurs, en faisant apparaître les liens entre les différents types de conséquences, nous confirmons la complexité du devenir des victimes à un an, mais aussi l'existence de groupes homogènes de conséquences. Autrement dit, notre étude montre que les conséquences peuvent s'établir à différents niveaux et associer plus ou moins intensément de multiples problèmes : entre le groupe qui a pratiquement récupéré à un an sans soucis particuliers, ceux qui ont essentiellement des conséquences fonctionnelles motrices, et ceux qui ont une forte perturbation dans le domaine psychologique, …. Ces résultats sont en tant que tels applicables du point de vue de la prise en charge des patients au moment du suivi.

Particulièrement, nous avons mis en évidence qu'un sujet qui a un syndrome post-commotionnel a aussi probablement des problèmes du point de vue de sa santé physique, mentale, sa vie sociale et environnementale. Il peut être considéré comme celui qui a un très mauvais devenir et qui donc aura besoin d'une prise en charge plus spécifique que les autres.

Quant à l'analyse des facteurs prédictifs des conséquences à un an, nous confirmons que le niveau de fragilité socio-économique (un facteur peu évalué dans la littérature) est un des facteurs essentiels à prendre en compte pour mieux apprécier le devenir des victimes (et pour anticiper et corriger, par des soins "spécifiques", tel ou tel mauvais devenir chez une victime d'accident de la route).

En effet, il est non seulement nécessaire de disposer de services de soins pour aider à la récupération de son état physique et psychique ; mais il est également indispensable d'avoir des spécialistes, pour aider à la réintégration dans la vie sociale au sein d'un environnement mieux adapté.

En ce sens, notre travail peut être considéré comme contribuant au programme de prévention pour la sécurité routière lancé par l'OMS pour la période 2011-2020.

Ce travail sert de base pour une nouvelle réflexion qui pourrait s'étendre :

+ d'une part à l'évaluation du nouvel indicateur (le FCI) disponible de façon assez récente. En particulier, on pourrait répondre à la question suivante : ce nouvel indicateur est-il meilleur prédicteur que l'IIS ?

+ d'autre part, à l'analyse des séquelles à moyen terme (3-5 ans) : les groupes de conséquences que nous avons identifiés à un an permettent-ils de caractériser le devenir des victimes à plus long terme ?

CONCLUSION

Les objectifs prédéfinis avant notre travail sont en grande mesure atteints. À travers différentes analyses, nous avons pu répondre à certaines questions : d'abord, nous confirmons qu'il est possible de caractériser des catégories de victimes en fonction de l'intensité et de l'association de certaines conséquences à un an. Ensuite, les facteurs pronostiques des conséquences sont aussi mis au clair, dont certains sont connus dans la littérature, d'autres sont montrés pour la première fois dans notre étude. Enfin, nous avons montré que l'IIS, indice prédictif des séquelles à un an, ne pouvait pas permettre de bien prédire les conséquences des accidents corporels de la route à un an. Notons que ces objectifs sont définis à partir des connaissances obtenues lors de la revue de la littérature datant de la fin 2009, le moment débuté de notre travail. Pour confirmer la valeur de nos résultats, des mises à jour des publications ont été faites régulièrement au cours de notre travail. De façon générale, aucune étude ayant des méthodologies similaires avec la nôtre n'a été publiée entre 2009 et 2012. Cela permet de confirmer l'originalité de nos résultats.

Il serait intéressant de reprendre les mêmes analyses sur notre population lors de son suivi à 3 ans et 5 ans, ainsi que sur la population des enfants d'ESPARR, afin d'avoir une vue plus complète sur le devenir des victimes d'accidents de la route. En outre, l'évaluation de l'évolution de la récupération sera très utile, surtout pour pouvoir bien juger de l'efficacité de la prise en charge post-accidentelle. D'autre part, nous pensons que les travaux ultérieurs, en tenant compte des points forts et en minimisant les limites existantes dans notre étude, seront nécessaires pour confirmer et améliorer les résultats obtenus. Précisément, il est indispensable d'une part, de réaliser un suivi d'une population plus grande pour avoir une bonne puissance statistique lorsque l'analyse concerne des sous-populations particulières et d'autre part, d'utiliser différents outils d'évaluation (clinique, qualité de santé ou de vie, prédictifs, …) pour pouvoir comparer avec la littérature et/ou évaluer la pertinence de l'outil sur la population d'accidents de la route. Enfin, en plus des recherches ultérieures pour aider à confirmer nos résultats sur le devenir des victimes d'accidents de la route, des questions restent à approfondir en priorité : il s'agit d'essayer de mieux définir "les blessés graves" à long terme et d'élaborer un outil standard qui nous permette de les identifier à travers les informations recueillies lors de l'accident. Par ailleurs, il est nécessaire de continuer des travaux d'évaluation de l'IIS sur des populations plus grandes, ou de tester d'autres indicateurs, comme le FCI et d'autres mesures des séquelles à un an, pour disposer d'un outil robuste pour la prédiction des séquelles après un accident de la route ; en effet de tels outils seraient très utiles pour les politiques de sécurité routière et de santé publique. En attendant l'avènement de nouvelles études d'évaluation, l'interprétation de l'IIS dans les études doit être faite en tenant compte de ces limites.

ANNEXE

Annexe 1 - Présentation de la cohorte ESPARR

Le projet ESPARR est une étude de suivi d'une population d'accidentés de la circulation dans le Rhône qui a pour objectif d'étudier et d'apporter des données chiffrées sur les diverses conséquences des accidents. La population de référence est la population domiciliée dans le Rhône.

Les critères d'inclusion des victimes ESPARR sont :
  1-avoir eu un accident de la route dans le Rhône impliquant au moins un moyen mécanique,
  2- être domicilié dans le département du Rhône,
  3- avoir consulté ou hospitalisé dans un service de soin du département, et
  4- être vivant au moment de l'arrivée dans le service de soins.

Mode de recrutement : Au cours de la cohorte ESPARR, il a été décidé un recrutement en temps réel des sujets, dès la survenue de l'accident, sur le lieu d'hospitalisation par un enquêteur psychologue. Chaque blessé fait l'objet d'une codification de ses lésions selon l'échelle AIS, qui associe à chaque lésion un niveau de gravité allant de 1 (lésion mineure) à 6 (lésion mortelle). Le pronostic immédiat est évalué à partir du MAIS qui est égal à l'AIS de la lésion la plus grave observée chez le traumatisé. Compte tenu de la forte disproportion entre les victimes légèrement blessées et les blessés graves, des fractions de sondage différentes ont été appliquées selon la gravité initiale des lésions. En se basant sur les chiffres de l'année 2001, l'objectif de taux d'inclusion différents ont été fixés selon le niveau de gravité des victimes de manière notamment à sélectionner un nombre suffisant de blessés graves pour pouvoir étudier cette population plus précisément. Nous décidons de recruter tous les accidentés ayant une lésion grave (MAIS≥3) et un accidenté sur six ayant une lésion légère ou modérée (MAIS<3). Le recrutement des accidentés a été réalisé du mois d'octobre 2004 au mois de juillet 2006.

⬥ Pour recruter des sujets avec MAIS<3, les enquêteurs effectuaient des vacations de 5 heures dans les deux principaux services d'urgences du département, à savoir qu'une journée était divisée entre trois vacations de 5 heures chacune, les accidents de la nuit étant signalés le lendemain. Les vacations étaient réalisées tous les jours de la semaine, week-end et jours fériés compris, de façon à assurer une bonne représentativité des accidents. Dans les autres services hospitaliers, une seule vacation par semaine était réalisée, les horaires et jours variant d'une semaine à l'autre pour diversifier les recrutements. Au cours de la vacation, l'enquêteur rencontrait tous les patients arrivant aux services d'urgences pour accident de la circulation et habitant le département du Rhône pour leur proposer de participer à l'étude.

⬥ En ce qui concerne le recrutement des sujets avec MAIS≥3 : ce sont des patients qui, pour la plupart, étaient hospitalisés au moins 24 heures. Lors des vacations réalisées aux urgences, l'enquêteur se renseignait sur les personnes susceptibles de remplir les critères d'inclusion de l'étude, hospitalisés dans les services (hors réanimation) entre deux vacations et se rendait à leur chevet pour leur proposer de participer à l'étude, obtenir leur consentement et réaliser le premier entretien. Pour ce qui est des personnes hospitalisées en service de réanimation, ce sont la famille ou les proches qui répondaient aux enquêteurs. Pour les autres services hospitaliers, un contact téléphonique régulier permettait de savoir si d'autres blessés remplissaient les critères. Si c'était le cas, mais qu'ils avaient quitté le service, ils étaient alors contactés à leur domicile par courrier ou par téléphone pour leur proposer de participer à l'étude. D'autre part, le SAMU notifiait quotidiennement tous les accidents de circulation qu'il prenait en charge, ce qui permettait d'aider le repérage hospitalier des victimes les plus graves.

Recueil des données

Pour ESPARR, le recueil de données a été réalisé dans un grand nombre de structures hospitalières publiques ou privées du département du Rhône, à travers différents services : Urgences ; Pédiatrie ; Réanimation et SAMU ; Rééducation neurologique ; Rééducation fonctionnelle ; Chirurgie ; Médecine générale ; Médecine du travail. Le recueil des données a été effectué auprès des patients lors de leur séjour à l'hôpital, ou à domicile si les patients étaient déjà rentrés chez eux, le plus tôt possible après l'accident. Des enquêteurs neuropsychologues étaient présents dans les premiers services de soins, par vacation, et proposaient à toute personne hospitalisée pour un accident de la route de participer à ESPARR. Pour les accidentés graves, les services signalaient directement la présence de ce type de blessés au coordonnateur de l'étude qui assurait une vigilance téléphonique hebdomadaire dans les services de réanimation. Après signature d'un consentement, les enquêteurs ont réalisé des entretiens en face à face, le plus souvent à l'hôpital, concernant notamment l'accident et l'état de santé antérieur à l'accident (questionnaire d'inclusion). Ces informations ont été complétées par le bilan lésionnel initial, recueilli auprès des services hospitaliers. Les sujets ont été recontactés un an, deux ans, trois ans et cinq ans après leur accident pour répondre à un questionnaire (questionnaire standardisé et validé), par voie postale ou par téléphone, concernant leur devenir. Des suivis ciblés avec examen clinique seront réalisés pour deux sous populations particulières : les victimes ayant eu un traumatisme sévère (MAIS≥3) et victimes de traumatisme crânien (toute gravité) ; les enfants feront l'objet d'un suivi mettant en œuvre des outils adaptés à leur âge.

Pour pouvoir constituer une population représentative des victimes d'accident de la circulation au sein d'une population bien définie, en l'occurrence le département du Rhône, ESPARR a pu s'appuyer sur une base de données unique déjà existante : le Registre des victimes d'accident de la route du Rhône qui existe depuis 1995. En effet, ce Registre recense tous les accidents corporels ayant eu lieu dans le département du Rhône. Les différentes lésions y sont également reportées, ainsi que certaines caractéristiques concernant les victimes et l'accident (circonstances, lieu de l'accident...). Le fait que chaque accident soit notifié de manière systématique permet d'avoir à disposition une base de données quasi exhaustive assurant la représentativité des études complémentaires s'appuyant sur le Registre ; il est d'ailleurs question d'étendre le Registre à toute la région Rhône-Alpes. La cohorte ESPARR inclut 1372 sujets dont 1168 sujets de plus de 15 ans (représente de 9367 adultes, qui ont été victimes sur la période concernée d'un accident de la route dans le Rhône).

Période de recrutement	Niveau de gravité	Population adultes ESPARR		Population du Registre hors ESPARR (8198+207)	Population totale du Registre (9367+214)	Taux de recrutement
		(1)	(2)	(3)	(4)	
		Inclusion (n=1168)	Réponse à un an (n=886)			
10/2004 - 12/2005	MAIS 1 2	844	610	7798	8642	1/10.2
10/2004 - 12/2005	MAIS=3	239	207	292	530	1/2.2
1-7/2006	MAIS=3	7	7	207	214	!
10/2004 - 12/2005	MAIS 4 5	66	53	72	138	1/2.1
1-7/2006	MAIS 4 5	12	9	35	47	1/3

Annexe 2 - Dictionnaires des données utilisées dans l'étude

Variables à l'inclusion et définition

Variable INITIAL	Modalités (Ou niveaux)/ Explication/définition
Données personnelles	
sexe	variable à 2 modalités : homme/femme
âge	variable en continue ou en classes (4 modalités : 16-24 ;25-44 ; 45-64 ; ≥65)
niveau d'étude	3classes (< bac / = bac / > bac). Les "ne sais pas" sont classés dans "bac"
composition familiale	variable recodée à partir des variables : situation familiale, nombre d'enfants, nombre de personnes au foyer. Variable à 3 modalités : Famille monoparentale / Famille / Vivre seul.
situation familiale	variable à 3 modalités : Célibataire/ vie de couple/ Séparé, divorcé, veuf
pratiquer un sport	sujet déclarant pratiquer habituellement un sport. Variable à 2 modalités : oui / non
pratiquer d'art	sujet déclarant pratiquer habituellement une activité artistique de type musique, danse, dessin, etc. Variable à 2 modalités : oui / non
Données professionnelles	
catégorie socioprofessionnelle	variables à plusieurs modalités : Agriculteur, artisan, commerçant / cadre, profession intellectuelle supérieure, profession intermédiaire / employé / ouvrier / Sans profession : étudiant, mère au foyer, alternance, autre.
en activité au moment de l'accident	variable à 2 modalités : oui / non
stabilité professionnelle	variable recodée à partir différentes informations concernées ; les modalités sont : ne travaille pas, situation stable / ne travaille pas, situation non stable / travaille, situation stable / travaille, situation non stable. note :le sujet est considéré comme n'étant pas dans une situation stable parce qu'il est soit en train de rechercher un emploi, soit salarié en CDD ou intérim, soit travailleur indépendant ou travail dans un milieu protégé, soit contractuel d'État ou stagiaire/ en alternance ou en apprentissage.
Données patrimoniales	
statut de propriétaire ou locataire	les sujets ou leurs parents sont propriétaires Variable à 2 modalités : : oui / non
type de logement (appartement, maison)	le type de logement est une maison particulière : Variable à 2 modalités : oui / non
lieu de résidence (vie ou pas dans une zone urbaine sensible"ZUS" ou limitrophe)	variable à 3 modalités : habiter une ZUS / habiter dans une ville avec ZUS, mais pas dans la ZUS / habiter une ville sans ZUS
Événement vécu l'année précédente de l'accident	
événement affectif positif	au cours de l'année précédente, le sujet a vécu une de ces situations : naissance, adoption, mariage, recomposition de famille. Variable à 2 modalités : oui/non
événement affectif négatif	au cours de l'année précédente, le sujet a vécu une des situations : départ d'enfants du foyer ; divorce, séparation,

Variable INITIAL	Modalités (Ou niveaux)/ Explication/définition
	rupture affective, décès d'un proche Variable à 2 modalités : oui/non
événement social négatif	le sujet a vécu au moins un des événements suivants : perte d'emploi, difficulté financière, échec. Variable à 2 modalités : oui/non
Données accidentologiques	
type d'usagers	variable à 4 modalités : quatre-roues motorisés / deux-roues motorisés, quads / cyclistes / piétons rollers, trottinettes
avoir un proche dans l'accident	le sujet a un proche qui est aussi victime du même accident. Variable à 2 modalités : oui/non
Responsabilité	niveau de responsabilité dans l'accident estimé à partir de ce qu'en dit le sujet et de l'analyse des circonstances d'accidents : les conducteurs de véhicules motorisés seuls impliqués dans l'accident ont été systématiquement considérés comme ayant une part de responsabilité ; les passagers, les cyclistes et les piétons ont été considérés comme non responsables. Variable à 2 modalités : oui/non
Données médicale	
déjà hospitalisé avant l'accident	au cours de l'année précédente, le sujet a été hospitalisé. Variable à 2 modalités : oui/non
comorbidité	existence d'une pathologie antérieure (problème cardiaque, asthme, diabète,…). Variable à 2 modalités : oui/non
MAIS	le MAIS est égal à l'AIS maximal (AIS de la lésion la plus grave) C'est une variable à 6 niveaux MAIS (0-6, on la regroupe souvent à 2 modalités : M-AIS<3 et MAIS≥3
NISS	NISS 2 classes (NISS [9, 15] et NISS ≥16) ;NISS en 3 classes (NISS 0-8, NISS 9-15, NISS ≥16). la somme des carrés des scores de gravité AIS des trois lésions les plus graves et permet de prendre en compte le polytraumatisme.
IIS et ses variétés (MIIS, Nbrégion, IISS, NbIIS, MIISrégion))	MIIS = Maximum de l'IIS ; Nbrégion = Nombre de régions corporelles ayant un MIIS>0 ; IISS = Somme des carrés des trois IIS les plus élevés ;NbIIS = Nombre de l'IIS>0 ; MIISrégion = le score MIIS pour chaque région corporelle Ces variables sont numériques
type de lésion hospitalisation suite à l'accident	pour chaque type de lésion (tête, coup du lapin, face, colonne hors coup du lapin, thorax, abdomen, membres inférieurs, membres supérieurs), une variable à 2 modalités oui/non

Variables à un an et définition

Variable 1AN	Modalités (Ou niveaux)/ Explication/définition
Données médicales	
Données de la prise en charge médicale secondaire après l'accident	(rééducation, complications médicales, prise en charge psychologique, ...)
Présence ou non de nouvelles hospitalisations	variable à 2 modalités : oui/non
Niveau de récupération de l'état médical à un an	variable recodé. Les explications sont présentées dans les cas précis au-dessous (variable EtatSantB)
Présence ou non de séquelles des blessures	variable à 2 modalités : oui/non
Présence ou non d'handicap	variable à 2 modalités : oui/non
Présence ou non de douleurs	variable à 2 modalités : oui/non
Les habitudes de consommation de psychostimulants, de médicaments	variable recodée. Les explications sont présentées dans les cas précis au-dessous
Post-traumatic Check List Scale	mesure des troubles psychiques : le syndrome de stress post-traumatique.
WHOQoL-Bref	mesure de la qualité de vie.
Score du "Glasgow outcome scale"	mesure de la gravité séquellaire des traumatismes crâniens
Score MIF	mesure de l'incapacité fonctionnelle (appliquée aux blessés graves).
Problèmes de santé physique	
État général de santé	le sujet est considéré en bon état général de santé s'il déclare que son état médical est totalement rentré dans l'ordre, que le temps de la consolidation de son état physique est inférieur à 12 mois, et que son moral a été affecté moins d'un an. Au contraire, s'il a au moins une déclaration négative concernant ces derniers points, son état général de santé est considéré comme non récupéré.
Séquelles physiques	le sujet décrit les séquelles des blessures dont il a souffert. Les informations sont ensuite traitées par des médecins afin de juger s'il a gardé ou non des séquelles physiques à un an.
Besoin d'un traitement médical	le sujet est considéré nécessitant un traitement médical s'il a reçu au moins un traitement en relation avec l'accident au cours de l'année.
Problèmes de santé mentale	
Stress post-traumatique (SSPT)	variable déterminée à partir d'un score calculé
Syndrome post-commotionnel	variable déterminée à partir plusieurs variables
Évolution du traitement psychologique	le sujet est considéré ayant une évolution du traitement psychologique s'il a débuté ce traitement après l'inclusion ou s'il déclare une augmentation de dose du traitement (médicaments psychostimulants ; somnifères ; antidépresseurs) au cours des 12 derniers mois.
Problèmes sociaux - environnementaux	

Variable 1AN	Modalités (Ou niveaux)/ Explication/définition
Perturbation de la vie affective	le sujet pense que l'accident a perturbé sa vie affective.
Conséquences de l'accident sur la vie quotidienne de l'entourage de la victime	le sujet pense que l'accident a perturbé ses relations familiales (enfants, parents …) ou amicales, difficultés conjugales sexuelles.
Perturbation de la vie professionnelle (présence ou non d'un impact négatif sur le projet professionnel ou scolaire)	le sujet a eu un changement d'orientation de sa vie professionnelle ou une perte d'emploi (ou redoublement ou arrêt des études s'il est en étude) à cause de l'accident.
Modification des projets personnels	le sujet pense que l'accident a modifié ses projets tels que mariage, désir d'enfant ou projets immobiliers.
Conséquences sur l'habitat (changement de logement dû à l'accident)	le sujet est considéré ayant des conséquences sur l'habitat soit s'il a dû changer de logement du fait de l'accident, ou s'il n'a pas pu retourner à son domicile depuis l'accident, ou s'il a eu des aménagements de son logement pour faciliter sa vie en raison de son état, soit s'il est dans un centre d'activité de jour ou un foyer occupationnel.
Problèmes financiers	le sujet pense qu'il a encore des répercussions sur ses ressources financières telles que salaires, revenus, ou des répercussions sur ses dépenses telles que soins, réparation de véhicule, … au moment du suivi à un an.
Perturbation des activités de loisirs	le sujet pense que l'accident a perturbé ses activités de loisirs telles que vacances, sorties, voyages, activités sportives ou artistiques….

Description de 43 variables choisies pour la population de 616 sujets qui ont répondu au questionnaire long ou court du suivi à un an

Question posée au sujet/ Variable calculée	Information extraite (*un regroupement des modalités*)	n=616	(%)
1. À votre avis, votre état médical est aujourd'hui :	Totalement rentré dans l'ordre.	200	*(32,5)*
	Amélioré mais pas rentré dans l'ordre	189	*(30,7)*
	* Stabilisé ? / Détérioré ?	124	*(20,1)*
	Je ne sais pas (NSP)	23	*(3,7)*
2. Combien de temps, selon vous, la consolidation de votre état physique a-t-elle nécessité ?	Pas encore consolidé	210	*(34,*
	Moins de 12 mois	363	*(58,9)*
	NSP	43	*(7,0)*
3. Pensez-vous que votre moral ait été affecté par l'accident ? Si oui, pendant combien de temps ?	Oui, plus d'un an	153	*(24,8)*
	* Non / Oui, moins d'un an	434	*(70,5)*
	NSP	29	*(4,7)*
4. Avez–vous gardé une ou des séquelles physiques de vos blessures ?	Non	298	*(48,4)*
	*Oui , avoir des douleurs céphalées, des douleurs aux membres ou à la colonne	294	*(47,7)*
	*Je ne sais pas/ Sujet n'a pas répondu	24	*(3,9)*
5.	non	514	*(83,4)*
	*Avoir les séquelles psychiques, cognitives, Neurologiques, sensorielles.	78	*(2,7)*
	*Je ne sais pas/ Sujet n'a pas répondu	24	*(3,9)*
6.	non	437	*(70,9)*
	*Avoir les séquelles esthétiques, organes internes ou non précisées	155	*(25,2)*
	Je ne sais pas/ Sujet n'a pas répondu	24	*(3,9)*
7. stress post-traumatique (Variable calculée)	Pas avoir de stress post-traumatique	483	*(78,4)*
	Avoir le stress post-traumatique	115	*(18,7)*
	L'état de stress indéterminé	18	*(2,9)*
8. Au cours du mois dernier, avez-vous eu des douleurs à la tête ?	Sujet n'a pas répondu	24	*(3,9)*
	(un peu/bien) plus que d'habitude	125	*(20,3)*
	Pas du tout/pas plus que d'habitude	467	*(75,8)*
9. Au cours du mois dernier, vous êtes-vous senti à plat et pas dans vos assiettes.	Pas du tout/pas plus que d'habitude	364	*(59,1)*
	Sujet n'a pas répondu	25	*(4,1)*
	(un peu/bien) plus que d'habitude	227	*(36,9)*
10. Au cours du mois dernier, avez-vous ressenti des vertiges ?	Pas du tout/pas plus que d'habitude	484	*(78,6)*
	Sujet n'a pas répondu	28	*(4,6*
	(un peu/bien) plus que d'habitude	104	*(16,9)*
11. Au cours du mois dernier, avez-vous eu des difficultés de mémoire ?	Sujet n'a pas répondu	21	*(3,4)*
	(un peu/bien) plus que d'habitude	155	*(25,2)*
	Pas du tout/pas plus que d'habitude	440	*(71,4)*
12. Au cours du mois dernier, avez-vous été sensible à la lumière ?	Pas du tout/pas plus que d'habitude	514	*(83,4)*
	Sujet n'a pas répondu	26	*(4,2)*
	(un peu/bien) plus que d'habitude	76	*(12,3)*
13. Au cours du mois dernier, avez-vous été sensible au bruit ?	Pas du tout/pas plus que d'habitude	473	*(76,8)*
	Sujet n'a pas répondu	24	*(3,9)*
	(un peu/bien) plus que d'habitude	119	*(19,3)*
14. Au cours du mois dernier, avez-vous eu des difficultés à réfléchir ?	Pas du tout/pas plus que d'habitude	23	*(3,7)*
	Sujet n'a pas répondu	125	*(20,3)*
	(un peu/bien) plus que d'habitude	468	*(76,0)*

Question posée au sujet/ Variable calculée	Information extraite (*un regroupement des modalités)	n=616	(%)
15. Avez-vous besoins de traitement(s) contre la douleur pour vous sentir	Besoins les traitements tels que : Antalgique, AINS, TopiqueAI, KineOsteo, MyoRelax, AntiMigraine	186	(30,2)
	Pas besoin de traitements antidouleur	430	(69,8)
16. bien ? si qui, le ou lesquels ? Prenez-vous encore des médicaments en relation	Traitements utilisés : AntiDepresseur, AntiEpileptique, Neuroleptique, Anxiolytique, Hypnotique.	59	(9,6)
	Pas besoin de traitements neurologique	557	(90,4)
17. avec l'accident ? si oui, précisez ?	Traitements utilisés : Antibio, AntiVertige, Hypertension, AntiAgregant, IPP, AntiCoagul, AutreTraitement, NR: autre que antidouleur et neuro	70	(11,4)
	Besoin de traitements autres qu'anti douleur et neurologique	546	(88,6)
18. Evolution de la consommation de médicaments psychoactifs entre l'inclusion et le questionnaire à un an "durant les douze derniers mois avez-vous pris : des médicaments psychostimulants ; des somnifères ; des antidépresseurs ? comb ien ?"	Le sujet ne consomme pas des médicaments psychoactifs ni avant ni après l'accident.	409	(66,4)
	Il y avait une diminution de dose entre l'inclusion et un an	26	(4,2)
	Il n'y avait pas de changement de dose entre l'inclusion et un an	26	(4,2)
	Soit le sujet est débutant à l'inclusion, soit il y avait une augmentation de dose entre l'inclusion et un an	121	(19,6)
	Il nous manque l'information soit à l'inclusion, soit à un an, soit les deux.	34	(5,5)
19. Si vous êtes retourné (e) habiter chez vous, avez-vous changé de logement depuis l'accident ? Si oui Est-ce en raison de votre santé ?\Des modifications au logement où vous vivez actuellement ont-elles dû être apportées en raison de votre état de santé ? \ Des aménagements de votre logement faciliteraient-ils votre vie (ou votre retour au logement) ?\ Allez-vous dans un centre d'activité de jour ou un foyer occupationnel (à la journée)	Avoir un changement de logement = ne pas encore rentré à domicile OU Avoir changement de logement depuis l'accident en raison de sa santé OU Avoir des modifications au logement actuel en raison de l'état de santé OU Aménagement de logement pour faciliter sa vie OU Être dans un centre d'activité de jour ou un foyer occupationnel.	60	(9,7)
	N'avoir aucune des problèmes ci-dessus	556	(90,3)
20. L'accident a-t-il perturbé votre activité professionnelle ? L'accident a-t-il modifié vos projets d'avenir professionnels ? Avez-vous eu un arrêt de travail à la suite de votre accident ?	Sujet a déclaré ne pas avoir une perturbation professionnelle OU on ne sait pas s'il a eu une perturbation professionnelle MAIS il n'a pas d'activité (cela ne concerne pas l'accident) Ou il ne travaille pas ni à l'inclusion ni à un an (retraite...)	284	(46,1)
	Sujet a déclaré avoir une perturbation professionnelle OU on ne sait pas s'il a eu une perturbation professionnelle MAIS il n'a pas d'activité à un an à cause de l'accident,	255	(41,4)

Question posée au sujet/ Variable calculée	Information extraite (*un regroupement des modalités)	n=616	(%)
Avez-vous interrompu vos études en raison de votre accident ?	Nous n'avons pas d'information sur sa perturbation professionnelle.	77	(12,5)
21. Actuellement (un an) travaillez-vous ? Si vous ne travaillez pas, êtes-vous étudiant ou lycéen(ne) ?	Travailler ou étudier à un an	402	(65,3)
	Pas de travail ni d'études à un an à cause de l'accident	69	(11,2)
	Pas de travail ni d'études à un an pour une autre raison	145	(23,5)
22. Modification de l'activité du sujet (cette information ne concerne que les salariés et les étudiants)	Pas de changement de son activité= même travail, même études qu'avant	327	(53,1)
	les étudiants ou salariés ont un changement négatif/positif de leurs activités.	75	(12,2)
	chômage, retraite, femmes au foyer	214	(34,7)
23. L'accident a-t-il aujourd'hui encore des répercussions sur vos	avoir la répercussion financière du véhicule	19	(3,1)
	Pas de répercussion financière	533	(86,5)
	Je ne sais pas / le sujet n'a pas répondu	64	(10,4)
24. ressources financières ? si oui, précisez en quoi.	avoir la répercussion financière sur son revenu	85	(13,8)
	Pas de répercussion financière	467	(75,8)
	Je ne sais pas / le sujet n'a pas répondu	64	(10,4)
25.	avoir la répercussion financière de soins	15	(2,4)
	Pas de répercussion financière	537	(87,2)
	Je ne sais pas / le sujet n'a pas répondu	64	(10,4)
26.	avoir la répercussion financière, sans précisez en quoi	34	(5,5)
	Pas de répercussion financière	518	(84,1)
	Je ne sais pas / le sujet n'a pas répondu	64	(10,4)
27. L'accident a-t-il modifié vos "projets" ? Si oui, projet de mariage ; d'avoir un enfant :	L'accident a modifié son projet de mariage ou d'enfant	22	(3,6)
	"Je ne sais pas" / le sujet n'a pas répondu.	38	(6,2)
	L'accident n'a pas modifié leur projet	556	(90,3)
28. projet immobiliers ; autres ?	L'accident a modifié son projet immobilier	51	(8,3)
	"Je ne sais pas" / le sujet n'a pas répondu.	38	(6,2)
	L'accident n'a pas modifié son projet	527	(85,6)
29. Aujourd'hui, l'accident perturbe-t-il vos loisirs ? si oui, précisez (activités, vacances,	Le sujet pense que l'accident n'a pas perturbé ses loisirs	313	(50,8)
	"Je ne sais pas" / le sujet n'a pas répondu	29	(4,7)
	Le sujet pense que l'accident a perturbé ses activités	274	(44,5)
30. sorties)	Le sujet pense que l'accident n'a pas perturbé ses loisirs	483	(78,4)
	"Je ne sais pas" / le sujet n'a pas répondu	29	(4,7)
	Le sujet pense que l'accident a perturbé ses vacances	104	(16,9)
31.	Le sujet pense que l'accident n'a pas perturbé ses loisirs	500	(81,2)
	"Je ne sais pas" / le sujet n'a pas répondu	29	(4,7)
	Le sujet pense que l'accident a perturbé ses sorties	87	(14,1)
32. L'accident a-t-il perturbé votre vie affective ?, si oui : il a perturbé votre entente avec votre conjoint,	Le sujet pense que l'accident a perturbé ses relations familiales	69	(11,2)
	Le sujet pense que l'accident n'a pas perturbé sa vie affective	498	(80,8)
	"Je ne sais pas" / le sujet n'a pas répondu.	49	(8,0)
33. ami(e) : votre vie sexuelle : vos relations amicales : vos relations familiales (enfants, parents …)	Le sujet pense que l'accident a perturbé son entente avec son conjoint, ami(e)	90	(14,6)
	Le sujet pense que l'accident n'a pas perturbé sa vie affective	477	(77,4)
	"Je ne sais pas" ou le sujet n'a pas répondu.	49	(8,0)

	Question posée au sujet/ Variable calculée	Information extraite (*un regroupement des modalités)	n=616	(%)
34.		Le sujet pense que l'accident a perturbé sa vie sexuelle	66	*(10,7)*
		Le sujet pense que l'accident n'a pas perturbé sa vie affective	501	*(81,3)*
		"Je ne sais pas" / le sujet n'a pas répondu.	49	*(8,0)*
35.		Le sujet pense que l'accident a perturbé ses relations amicales	75	*(12,2)*
		Le sujet pense que l'accident n'a pas perturbé sa vie affective	492	*(79,9)*
		"Je ne sais pas" / le sujet n'a pas répondu.	49	*(8,0)*
36.	Pensez-vous que votre accident a eu des conséquences sur la vie quotidienne de votre entourage ?	Le sujet pense que l'accident a eu des conséquences sur la vie quotidienne de son entourage	219	*(35,6)*
		"Je ne sais pas" / le sujet n'a pas répondu.	54	*(8,8)*
		Le sujet pense que l'accident n'a pas eu des conséquences sur la vie quotidienne de son entourage	343	*(55,7)*
37.	Un membre de la famille a-t-il dû modifier son activité professionnelle suite à l'accident ?	Non	554	*(89,9)*
		"Je ne sais pas" / le sujet n'a pas répondu.	22	*(3,6)*
		Oui	40	*(6,5)*
38.	Évolution de la consommation du vin, de la bière ou du cidre, des alcools forts, du tabac, du cannabis entre l'inclusion et le suivi à	La consommation augmente plus de 2 verres si le sujet boit tous les jours	82	*(13,3)*
		il y a un changement de dose	72	*(11,7)*
		soit le sujet ne prend jamais de vin, soit il n'a pas changé de dose	414	*(67,2)*
		L'information manque à l'inclusion ou à un an	48	*(7,8)*
39.	un an "durant les douze derniers mois avez-vous pris : du vin, de la bière ou du cidre, des alcools forts, du tabac, du cannabis?" combien ?	La consommation augmente plus de 2 verres si le sujet boit tous les jours	77	*(12,5)*
		il y avait un changement de dose	52	*(8,4)*
		soit ne prend jamais de bière, soit n'a pas changé de dose	439	*(71,3)*
		information manquée à l'inclusion ou à un an	48	*(7,8)*
40.		augmente plus de 2 verres si le sujet boit tous les jours	56	*(9,1)*
		il y avait un changement de dose	50	*(8,1)*
		soit ne prend jamais d'alcool fort, soit n'a pas changé de dose	472	*(76,6)*
		information manquée à l'inclusion ou à un an	38	*(6,2)*
41.		augmente plus de 10 cigarettes si le sujet fume tous les jours	40	*(6,5)*
		il y avait un changement de dose	24	*(3,9)*
		soit non-fumeur, soit n'a pas changé de dose	492	*(79,9)*
		information manquée à l'inclusion ou à un an	60	*(9,7)*
42.		il y avait une augmentation de dose	16	*(2,6)*
		il y avait un changement de dose	17	*(2,8)*
		soit ne consomme jamais de cannabis, soit n'a pas changé de dose	540	*(87,7)*
		information manquée à l'inclusion ou à un an	43	*(7,0)*
43.	Avez-vous encore des douleurs du fait de l'accident ? Indiquez le niveau, le type de votre douleur.	Douleur faible et occasionnelle	231	*(37,5)*
		Oui, très forte	50	*(8,1)*
		NSP	13	*(2,1)*
		Douleur pas forte mais permanente ou spontanée	167	*(27,1)*
		Non	155	*(25,2)*

Description des données traitées à partir des informations ci-dessus (Les variables sont recodées en 2 ou 3 modalités [présence de la conséquence (oui) ; absence de conséquences (non) ; information non déterminable (NSP)].

Les questions concernées à la variable	Explication de la modalité (le chiffre entre parenthèses est l'effectif de la variable sur 616 sujets)
1. – À votre avis, votre état médical est aujourd'hui : Totalement rentré dans l'ordre ? Amélioré mais pas rentré dans l'ordre ? Stabilisé ? Détérioré ? – Combien de temps, selon vous, la consolidation de votre état physique a-t-elle nécessité ? – Pensez-vous que votre moral ait été affecté par l'accident ? Si oui, pendant combien de temps ?	**ÉTAT GÉNÉRAL DE SANTÉ**
	Bon état de santé = État médical totalement rentré dans l'ordre ET Le temps de la consolidation de l'état physique moins de 12 mois ET Le moral a été affecté moins d'un an
	L'état de santé à un an n'est pas bon = État médical n'est pas totalement rentré dans l'ordre OU Le temps de la consolidation de l'état physique plus de 12 mois OU Le moral a été affecté plus d'un an OU aucune d'informations sur les 3 dernières propositions mais le sujet a déclaré avoir gardé des séquelles (2).
2. Avez-vous gardé une ou des séquelles physiques de vos blessures ? (Les séquelles déclarées sont validées et classées par les médecins).	**SÉQUELLES PHYSIQUES**
	Avoir des séquelles = Sujet déclarant avoir gardé des séquelles de sa blessure (398) OU absence d'information sur ses séquelles mais ayant le SPC ou SSPT ou ayant besoin de traitement (8) OU absence d'information sur ses séquelles, SPC, stress, traitement mais son état de santé à un an n'est pas bon (3)
	Pas de séquelles = Sujet déclarant ne pas avoir gardé des séquelles de sa blessure (194) OU absence d'information sur ses séquelles mais il a ni SPC ni SSPT ni sous traitement (11) OU l'absence d'information sur ses séquelles, SPC, SSPT, traitement mais son état de santé est bon (2)
3. Variable recodée à partir de plusieurs variables	**STRESS POST-TRAUMATIQUE**
	Sujet ayant le stress post-traumatique à un an
	Sujet n'ayant pas de stress post-traumatique à un an
	On ne sait pas si le sujet a le stress post-traumatique
4. Variable recode à partir du Syndrome post-Commotionnel et de la présente du trauma crânien (TC)	**SYNDROME POST-COMMOTIONNEL CAUSÉ PAR L'ACCIDENT** (chez les traumatismes crâniens)
	Sujet avec un traumatisme crânien à l'inclusion et SPC à un an
	Sujet sans TC à l'inclusion Ou sujet avec un TC à l'inclusion mais sans SPC à un an
	Sujet avec TC mais absence d'information sur SPC
5. Avez-vous besoin de traitement (s) contre la douleur pour vous sentir bien ?	**SUJET SOUS UN TRAITEMENT EN RELATION AVEC L'ACCIDENT**
	Sujet déclarant être sous un traitement en relation avec l'accident
	Sujet sans besoin de traitement en relation avec l'accident

Les questions concernées à la variable	Explication de la modalité (le chiffre entre parenthèses est l'effectif de la variable sur 616 sujets)
Prenez-vous encore des médicaments en relation avec l'accident ?	NSP
6. Durant les douze derniers mois avez-vous pris : des médicaments psychostimulants ; des somnifères ; des antidépresseurs ? combien ? (un changement = remarque)	**ÉVOLUTION DU TRAITEMENT PSYCHOLOGIQUE AU COURS DES 12 DERNIERS MOIS**
	Le sujet débute à l'inclusion ou il y a eu une augmentation de dose entre l'inclusion et un an
	Sujet qui n'a jamais consommé OU il a une diminution ou une stabilité de consommation du traitement Psychologique.
	NSP
7. Si vous êtes retourné (e) habiter chez vous, avez-vous changé de logement depuis l'accident ? Si Oui, Est-ce en raison de votre santé ?\Des modifications au logement où vous vivez actuellement ont-elles dû être apportées en raison de votre état de santé ? \ Des aménagements de votre logement faciliteraient-ils votre vie (ou votre retour au logement) ?\ Allez-vous dans un centre d'activités de jour ou un foyer occupationnel (à la journée).	**CONSÉQUENCES SUR L'HABITAT DE LA VICTIME**
	Avoir un changement de logement = ne pas être encore rentré à domicile OU avoir changé de logement depuis l'accident en raison de sa santé OU avoir des modifications au logement actuel en raison de l'état de santé OU avoir eu un aménagement de logement pour faciliter sa vie OU être dans un centre d'activité de jour ou un foyer occupationnel.
	N'avoir aucun des problèmes ci-dessus
8. L'accident a-t-il perturbé votre activité professionnelle ? L'accident a-t-il modifié vos projets d'avenir professionnel ?	**PERTURBATION PROFESSIONNELLE**
	Sujet déclarant avoir une perturbation professionnelle OU on ne sait pas s'il a eu une perturbation professionnelle MAIS il n'a pas d'activité à un an à cause de l'accident.
	Sujet déclarant ne pas avoir une perturbation professionnelle OU on ne sait pas s'il a eu une perturbation professionnelle MAIS il n'a pas d'activité (cela ne concerne pas l'accident) Ou il ne travaille pas ni à l'inclusion ni à un an (retraite...)

Les questions concernées à la variable	Explication de la modalité (le chiffre entre parenthèses est l'effectif de la variable sur 616 sujets)
Avez-vous eu un arrête de travail à la suite de votre accident ? Avez cous interrompu vos études en raison de votre accident ?	Nous n'avons pas d'information sur sa perturbation professionnelle.
9.L'accident a-t-il aujourd'hui encore des répercussions sur vos ressources financières ?	**AVOIR DES PROBLÈMES FINANCIERS** (concernant le travail)
	Sujet déclarant avoir des répercussions financières (221) OU sans information sur la répercussion financière mais déclarant que l'accident a modifié ses projets d'avenir professionnel (chez les étudiants) / que l'accident a perturbé ses activités professionnelles (4)
	Sujet déclarant ne pas avoir une répercussion financière (376), OU pas l'information sur la répercussion financière mais déclaré que l'accident n'a pas modifié les projets d'avenir professionnel (chez les étudiants) / l'accident n'a pas perturbé leur activité professionnelle (15)
10 Accident a-t-il modifié vos "projet" ?	**MODIFICATION DU PROJET DE LA VICTIME À CAUSE DE L'ACCIDENT**
	Sujet déclarant que l'accident a modifié son projet (196) OU sans information sur la modification de son projet mais il déclare que l'accident n'a pas perturbé ses loisirs (11)
	Sujet déclarant que l'accident n'a pas modifié son projet (382) OU sans information sur la modification de son projet mais il déclare que l'accident a perturbé ses loisirs (20)
	Sans information ni sur la modification de son projet ni sur la perturbation de ses loisirs (11)
11 Aujourd'hui, l'accident perturbe-t-il vos loisirs ?	**PERTURBATION DES LOISIRS**
	Le sujet pense que l'accident a perturbé ses loisirs (314) OU on ne sait pas si l'accident a perturbé ses loisirs mais il déclare que l'accident a modifié son projet (1)
	Le sujet pense que l'accident n'a pas perturbé ses loisirs (290) OU on ne sait pas si l'accident a perturbé ses loisirs mais il déclare que l'accident n'a pas modifié ses projets (4)
	Sans information ni sur la perturbation de ses loisirs ni sur la modification de son projet d'avenir (7)
11 L'accident a-t-il perturbé votre vie affective ?	**PERTURBATION DE LA VIE AFFECTIVE DE LA VICTIME**
	Le sujet pense que l'accident a perturbé sa vie affective (175) OU on ne sait pas si l'accident a perturbé sa vie affective mais il a déclaré avoir des conséquences familiales (15)
	Le sujet pense que l'accident n'a pas perturbé sa vie affective (392) OU on ne sait pas si l'accident a perturbé sa vie affective mais il n'a pas de conséquence familiale (27)
	Sans information ni sur la perturbation de sa vie affective ni sur ses conséquences familiales (7)
13 Pensez-vous que votre accident a eu	**CONSÉQUENCES SUR LA VIE QUOTIDIENNE DE L'ENTOURAGE DE LA VICTIME**

Les questions concernées à la variable	Explication de la modalité (le chiffre entre parenthèses est l'effectif de la variable sur 616 sujets)
des conséquences sur la vie quotidienne de votre entourage ?	Le sujet pense que l'accident a eu des conséquences sur la vie quotidienne de son entourage (224) Ou On ne sait pas si l'accident a eu des conséquences sur la vie quotidienne de son entourage mais le sujet pense que l'accident a perturbé sa vie affective (1)
	Le sujet pense que l'accident n'a pas eu des conséquences sur la vie quotidienne de son entourage (382) OU on ne sait pas si l'accident a eu des conséquences sur la vie quotidienne de son entourage mais il pense que l'accident n'a pas perturbé sa vie affective (2)
	Sans information ni sur ses conséquences familiales ni sur la perturbation de sa vie affective (7)
1 Durant les douze derniers mois avez-vous pris : du vin ; des alcools forts ; de la bière ou du cidre ? combien ?	**AUGMENTATION DE LA CONSOMMATION DU VIN, DE L'ALCOOL, DE LA BIÈRE ENTRE L'INCLUSION ET UN AN**
	Le sujet a une augmentation de consommation d'alcool ou de bière ou de vin entre l'inclusion et un an
	Le sujet n'a aucune augmentation de consommation que ce soit d'alcool ou de bière ou de vin entre l'inclusion et un an
	On n'a pas d'information de sa consommation concernant d'alcool ou de bière ou de vin entre l'inclusion et un an

Annexe 3 - Création d'un score de précarité

a. Principe de création du score

Les recherches précédentes [104] ont montré que la précarité est multifactorielle et elle se manifeste surtout dans les domaines suivants : la situation socioéconomique ; le logement ; la situation vis-à-vis de l'emploi, le niveau d'étude, l'état de santé. Dans le but de résumer ces informations chez un individu, nous nous basons sur la méthode de création du score EPICES [265-267] - proposé par une équipe de chercheurs français, pour créer un score de précarité individuel en utilisant les données disponibles de la cohorte ESPARR prenant en compte le côté multifactoriel de la précarité. Lors de la création du score de précarité, nous avons pris les données à l'inclusion concernant tous les adultes inclus dans ESPARR, donc 1186 individus âgés de 16 ans et plus.

Au début nous avons choisi les variables concernant la précarité à partir des variables disponibles en se basant sur la littérature. Une première ACM a été effectuée à partir ces variables. L'ACM nous a permis d'objectiver une "axe de précarité". Nous choisissons, parmi les axes proposés par l'analyse, celui qu'on peut définir comme l'axe de précarité. Nous regardons ensuite la façon de contribuer à cet axe des variables utilisées afin de choisir celles les plus contributives à la notion de précarité. Nous éliminons les variables soit une variable est proche du centre du graphique (elle est moins contributive à la différenciation par rapport à l'axe), soit elle est mal située sur le graphique (la variable A est considéré comme mal située si elle se situe à côté de l'axe qui regroupe plutôt les variables concernant la précarité, alors qu'elle représente la non-précarité, ou l'inverse). On refait une autre ACM à partir des variables re-choisies et continuer la procédure jusqu'au moment qu'il n'y a plus de variables mal situées. Plusieurs analyses ont été effectuées sur diverses variables choisies pour obtenir le résultat final.

A partir du résultat de l'ACM final, nous calculons le poids pour chaque variable avant de calculer le score de précarité à l'aide d'une régression multiple. Des coefficients obtenus par la régression linéaire des variables finales choisies permettent à calculer la pondération pour le score de précarité. Une transformation des coefficients est appliquée pour obtenir un score de précarité qui varie de 0 (absence de précarité) à 100 (précarité la plus élevée). Après avoir obtenu la pondération appliquée pour chaque variable, on calcule la constance du score de précarité. La constance du score de précarité c'est le niveau de base de précarité en l'absence des variables de non précarité, donc est la valeur absolue de la somme des poids affectés aux variables non précaires.

Le score de précarité = la constance + les poids affectés aux variables, dont l'événement est rapporté chez le sujet.

b. Résultats

Les positions des variables sur l'axe 1 (axe-1 est choisi comme l'axe de précarité)

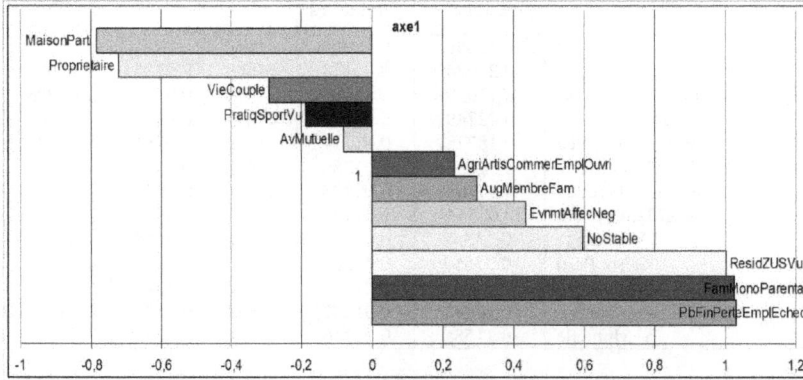

Distribution des variables utilisées pour la création du score de précarité dans la population adultes de la cohorte ESPARR

Variables	Explication du code SAS	n=1168	(%)
AgriArtisCommerEmplOuvri	Sa catégorie socioprofessionnelle est agriculteur, artisan, commerçant, chef d'entreprise, ouvrier, employé.	729	*(62,4)*
AugMembreFam	Le sujet a une augmentation du nombre des membres de sa famille à travers différents événements tels que naissance d'un bébé, mariage ou recomposition familiale.	175	*(15,0)*
AvMutuelle	Le sujet bénéficie d'une mutuelle.	1044	*(89,4)*
EvnmtAffecNeg	Au cours de l'année précédente, le sujet a vécu une des situations : départ d'enfants du foyer ; divorce, séparation, rupture affective, décès d'un proche	385	*(33,0)*
FamMonoParental	Sujet vivant dans une famille monoparentale	62	*(5,3)*
MaisonParti	Sujet vivant dans une maison particulière	448	*(38,4)*
NoStable	Le sujet est considéré dans une situation instable soit il ne travaille pas mais en recherche d'emploi, soit il travaille et son statut est salarié en CDD privé, travailleur indépendant en milieu protégé, contractuel d'État, stagiaire, en alternance ou apprentissage.	319	*(27,3)*
PbFinPerteEmplEchec	Au cours de l'année précédente, le sujet a vécu une des situations : perte d'emploi, difficulté financière, échec.	263	*(22,5)*
PratiqSport	sujet déclarant pratiquer habituellement un sport	605	*(51,8)*
Proprietaire	Le sujet ou ses parents sont propriétaires	552	*(47,3)*
ResidZUS	Sujet vivant dans une zone urbaine sensible ou limite, proche sensible	171	*(14,6)*
VieCouple	sujet déclarant être marié ou pacsé ou autre vie de couple (il y avait 8 sujets considérés comme vivant en couple mais qui vivent seuls dans leur foyer)	482	*(41,3)*

Paramètres estimés à l'aide d'une régression multiple

Variable	Résultat estimé	Erreur paramètres	std Pr > ltl	Tolérance	Inflation de variance
Intercept	0.12340	0.02065	<.0001	.	0
NoStable	0.24624	0.01178	<.0001	0.92853	1.07697
AgriArtisCommerEmplOuvri	0.11099	0.01090	<.0001	0.91932	1.08775
ResidZUSVu	0.42749	0.01472	<.0001	0.94332	1.06008
EvnmtAffecNeg	0.18778	0.01117	<.0001	0.92813	1.07744
PbFinPerteEmplEchec	0.38630	0.01286	<.0001	0.88581	1.12891
FamMonoParental	0.35701	0.02298	<.0001	0.96237	1.03910
AugMembreFam	0.09544	0.01442	<.0001	0.96539	1.03586
VieCouple	-0.13348	0.01073	<.0001	0.91600	1.09170
MaisonParti	-0.31557	0.01281	<.0001	0.65919	1.51702
Proprietaire	-0.34664	0.01272	<.0001	0.63486	1.57514
PratiqSportVu	-0.10061	0.01037	<.0001	0.95375	1.04849
AvMutuelle	-0.11585	0.01716	<.0001	0.92769	1.07794

Transformation des coefficients obtenus par la méthode suivante :

⊥ calcule la somme des coefficients des variables représentant la précarité (dans les lignes vertes) = 1.81
⊥ calcule la somme des coefficients des variables représentant la non précarité (dans les lignes jaunes) = -1,01
⊥ 'La somme des coefficients des variables représentant la précarité' – 'la somme des coefficients des variables représentant la non précarité' = 1.81 - (-1.01) = 2.82.
⊥ 2.82 est considéré comme le niveau de précarité le plus élevé car il a été pris en compte toutes les variables de précarité en ajustant sur les variables de non précarité. La pondération de chaque variable (z) est calculée en suivant la règle de trois : z=100a/2,82.

❖ Après ce calcul, la pondération affectée (Z=2,823415) pour chaque variable est appliquée.

Variable	Coefficient (a)	Somme des coefficients	précarité maximale (a1-a2)			Z = pondération affectée à chaque variable	Somme des pondérations
NoStable	0,25					8,72	
AgriArtisCommerEmplOuvri	0,11	a1=1,81				3,93	64,15
ResidZUS	0,43					15,14	
EvnmtAffecNeg	0,19					6,65	
PbFinPerteEmplEchec	0,39					13,68	
FamMonoParental	0,36			2,8		12,64	
AugMembreFam	0,10		2,82	2	100	3,38	
VieCouple	-0,13	a2=-1,01		z=100a/2,82		-4,73	-35,85
MaisonParti	-0,32					-11,18	
Proprietaire	-0,35					-12,28	
PratiqSport	-0,10					-3,56	
AvMutuelle	-0,12					-4,10	

La constance du score de précarité (= 35,85) est
= le niveau de base de précarité en l'absence des variables de non précarité.
= la valeur absolue de la somme des poids affectés aux variables non précaires.

Le score de précarité
= la constance + les poids affectés aux variables, dont l'événement est rapporté chez le sujet.
= 35.85 + NoStable*8.72 + AgriArtisCommerEmplOuvri*3.93 + ResidZUS*15.14
+ EvnmtAffecNeg*6.65 + PbFinPerteEmplEchec*13.68 + FamMonoParental*12.64
+ AugMembreFam*3.38 + VieCouple*(-4.73) + MaisonParti*(-11.18)
+ Proprietaire*(-12.28) + PratiqSport*(-3.56) + AvMutuelle*(-4.10)

Dans la population de 1 168 adultes de la cohorte ESPARR, le score précarité a une moyenne de 31,8 (écart-type =18,1 ; rang =0,0-89,0) et une médiane de 31,4.

Annexe 4 - Résumé de différentes techniques d'analyses pour créer les groupes homogènes

de conséquences

Différentes techniques d'analyse appliquées pour créer les groupes de conséquences

Principe	Technique d'analyse appliquée
Changement effectué <u>avant</u> de faire une ACM	
Imputations sur les données manquantes partielles, puis les groupes sont obtenus par une classification artificielle et les méthodes statistiques.	Les données sont d'abord complétées par une imputation artificielle (remplacer la valeur manquante par une valeur déterminée par la connaissance que l'on a des données). Ensuite, les sujets ayant les mêmes façons répondre sont mis à part et forment des groupes homogènes. Une analyse (ACM et classification) est effectuée pour classer le reste des sujets dans les groupes homogènes si leur profil n'est pas facile à distinguer d'une façon artificielle.
Identifier les objets extrêmes* (individus ou variables) et les éliminer en conservant le maximum possible de variables et de sujets dans la population d'étude. L'identification des objets extrêmes est réalisée en étudiant leurs positions sur le plan factoriel ainsi que leur façon de contribuer à chaque axe créé par une ACM. *objet extrême = se situe loin du centre du plan factoriel = bonne contribution à l'axe*	Éliminer une variable si elle perturbe les analyses par ses valeurs manquantes et si elle ne permet pas de distinguer les groupes. C'est le cas des variables qui d'un côté ont la modalité qui se situe loin du centre du plan factoriel et qui représente les valeurs manquantes et de l'autre côté ont les autres modalités se trouvant au centre du graphique. Éliminer un individu si ce sujet se trouve loin du centre du plan factoriel des individus et s'il n'a pas d'information sur une variable permettant de distinguer les groupes. Logiquement, toutes les modalités de ces variables se situent loin du centre du plan factoriel des variables.
Changement effectué avant de faire la classification à partir des résultats d'ACM	
Modifier la méthode de classification	Les 3 méthodes de classification les plus courantes sont appliquées : CAH, MIXTE, Dynamique Nuée.
Modifier les distances utilisées (appliquer seulement dans la méthode CAH) pour regrouper les objets homogènes.	Lors de la réalisation de la méthode CAH, différentes distances (la notion qui permet de déterminer le moment du regroupement des objets homogènes) ont été appliquées : Distance Ward, saut du minimum, saut du maximum.
Changement effectué après la classification	
Déterminer le nombre de groupes obtenus à partir des paramètres statistiques.	La détermination du nombre de groupes obtenus s'est basée sur les différents critères statistiques (CCC, pseudo F, SPRSQ, PST2).
Validation des groupes.	L'homogénéité intergroupe et l'hétérogénéité intragroupe ont été évaluées pour chaque résultat.

Comparaison entre les résultats de la classification obtenus par différentes techniques d'analyses

Quelle que soit la technique d'analyse appliquée, les résultats obtenus sont rarement satisfaisants. En effet,

⬥ soit des groupes ont peu d'effectif, ce qui se caractérise souvent par des objets "extrêmes",

⬥ soit des résultats avec des valeurs de paramètres insatisfaisants (ex : CCC négative, ce qui signifie que la population n'est pas classifiable et que la répartition des données est probablement unimodale ; ou CCC ne dépasse pas 2, ce qui signale qu'il faut interpréter les résultats avec précaution).

En ce qui concerne les résultats qui paraissent convenables :

⬥ Les analyses similaires (en mettant les variables en mode "supplémentaire" dans l'analyse) sont parfois effectuées pour vérifier si les groupes sont formés de façon naturelle ou influencés par les modalités de peu d'effectif.

⬥ Les techniques d'analyse qui ont donné les résultats convenables ont été repris, en éliminant les variables qui sont considérées moins contributives à l'analyse mais qui font probablement diminuer la qualité de la classification. Cette correction tente d'améliorer encore les résultats.

⬥ Quelques analyses de la classification sont effectuées sur une partie de la population d'étude (moins de 616 sujets) car les sujets considérés comme "hors norme" sont exclus de l'analyse. Parfois, le nombre de sujets exclus est assez important, ce qui peut introduire un biais pour l'analyse.

Parmi les 3 méthodes de classification appliquées, seuls les résultats donnés par la méthode CAH sont présentés car cette méthode propose des résultats plus stables et plus pertinents.

Ci-dessous le résumé des différents résultats préliminaires pour caractériser les groupes homogènes

Objectif/principe d'analyse	Résultats principaux	Commentaires
Étape 1 : analyse sur l'ensemble de 14 variables dérivées en modifiant le nombre de sujets étudiés (identifier et éliminer les sujets qui sont considérés comme sujets hors norme). **Analyse** 2 : 14 variables – 616 sujets – 3 classes. **Analyse** 3 : 14 variables – 609 sujets – 5 classes (supprimé les 7 sujets extrêmes qui sont identifiés par l'analyse précédente). **Analyse** 4 : 14 variables 598 sujets – 2 ou 5 classes (éliminer18 sujets qui ont au moins 2 valeurs manquantes).	**Analyse** 1 : Une ACM, effectuée sur 43 variables retenues chez 616 sujets (voir *annexe 4*), permet d'avoir une idée de la répartition de l'ensemble des données à un an. Une classification appliquée ensuite pour compléter les résultats de l'ACM. **Analyse** 2 : La classe 3 a peu d'effectif. Aucun d'entre eux n'a des données complètes concernant 14 variables étudiées. Par conséquent, sur le plan factoriel, ils s'éloignent des autres individus et ils peuvent être considérés comme sujets hors norme. **Analyse** 3 : Les classes 4 et 5 se caractérisent par les valeurs manquantes. Ce sont quelques sujets qui ont plus de valeurs manquantes que les autres. **Analyse** 4 : Sur le plan factoriel, il y existe toujours des objets hors norme, qui sont sûrement liés aux valeurs manquantes.	Une fois que les valeurs manquantes sont prises en compte dans l'analyse, nous obtenons toujours des classes contenant des individus extrêmes (qui contiennent les valeurs manquantes). L'élimination de tous les objets extrêmes est idéale pour éviter les classes avec peu d'effectifs. Pour cela, il faut soit supprimer les individus ayant les données manquantes, donc 82 sur 616 sujets ; soit éliminer les variables ayant les données manquantes, donc, 6 sur 14 variables. Cependant, ces pratiques font évidemment perdre beaucoup d'informations. Les solutions appliquées dans les analyses 3, 4 concernent le traitement des sujets avec les valeurs manquantes, mais ne donne pas encore un résultat satisfaisant. Il faut retravailler encore sur le traitement les données.
Étape 2 : Traitement les objets extrêmes (individus et variables) **Analyse** 5 : le traitement les objets extrêmes se base sur 2 conditions suivantes : Condition 1 : Éliminer une variable si elle perturbe les analyses par ses valeurs manquantes et si elle ne permet pas de distinguer les groupes. C'est le cas des variables qui d'un	La variable "Évolution de la consommation des alcools", qui contient 30 valeurs manquantes et qui a une faible contribution à l'axe-1 est exclue (suivant la condition 1). Les sujets ayant les valeurs manquantes concernant les variables : "conséquences sur la vie quotidienne de	La solution dans cette analyse a permis d'un côté d'éliminer le maximum possible d'objets extrêmes (individus ou variables), et d'autre côté conserver le maximum possible d'informations.

134

Objectif/principe d'analyse	Résultats principaux	Commentaires
côté ont la modalité qui se situe loin du centre du plan factoriel et qui représente les valeurs manquantes et de l'autre côté ont les autres modalités se trouvant au centre du graphique. Condition 2 : Éliminer un individu si ce sujet se trouve loin du centre du plan factoriel des individus et s'il n'a pas d'information sur une variable permettant de distinguer les groupes. Logiquement, toutes les modalités de ces variables se situent loin du centre du plan factoriel des variables.	l'entourage de la victime", "perturbation de la vie affective" "perturbation des loisirs", "stress post-traumatique", "syndrome post-commotionnel", "sujet sous un traitement en relation avec l'accident", "évolution du traitement psychologique au cours des 12 derniers mois", "modification du projet", "perturbation professionnelle" sont exclus (suivant la condition 2). De 616 sujets et 14 variables, on obtient une base de donnée contient 555 sujets et 13 variables.	Des nouvelles analyses seront effectuées sur 555 sujets et 13 variables.
Étape 3 : Analyse factorielle sur 555 sujets en modifiant le rôle de contribution des variables dans l'analyse (variable active= contribution direct ; variable en supplémentaire= non contribuer à l'analyse). Pour les variables qui sont moins contribués à la classification ou ayant de faibles effectifs, nous avons retiré ou mis les variables en supplémentaire. *Analyse* 6 : 13 variables - 555 sujets - 4 ou 6 classes obtenues *Analyse* 7 : 12 variables active + 1 variable en supplémentaire (SPC) - 555 sujets - 5 classes *Analyse* 8 : 12 variables actives + 2 variables en supplémentaire (SPC, " Conséquences sur l'habitat de la victime") - 555 sujets- 6classes *Analyse* 9 : 11 variables actives + 3 variables en supplémentaire (SPC, "Conséquences sur l'habitat de la victime", "Évolution de la consommation des alcools") - 555 sujets - 3 ou 6 classes.	*Analyse* 6 : Visiblement, il n'y a plus d'objets hors normes caractérisés par les valeurs manquantes sur les plans factoriels. *Analyse* 7: La variable "Conséquences sur l'habitat de la victime", ayant peu d'effectif, caractérise la classe4 (n=46). *Analyse* 8 : La variable SPC, ne contribue pas à l'analyse, mais elle nous permet de caractériser la classe 4. On peut donc penser que la classe qui se caractérise par cette modalité est naturelle. Nous pouvons donc remettre la variable SPC convenable active lors de l'analyse. Par contre, la modalité "Conséquences sur l'habitat de la victime-oui" cette fois distribue les classes 4 et 6. *Analyse* 9 : en mettant à la fois les variables qui ne contribuent pas à la classification (" Évolution de la consommation des alcools") et les variables	Visiblement, il n'y a plus d'objets hors normes caractérisés par les valeurs manquantes sur les plans factoriels. Cependant, il y a des classes qui sont caractérisées par des modalités avec peu d'effectifs (variable SPC, "Conséquences sur l'habitat de la victime"). Différentes analyses dans cette étape ont le but de vérifier si la classe est naturelle ou elle est créée par une influence du petit effectif de la variable concerné. Après cette étape, nous pouvons essayer une autre façon de faire : au lieu d'éliminer les sujets hors norme, nous ne mettons pas les modalités hors norme (dont, ce qui représente les valeurs manquantes) dans l'analyse.

Objectif/principe d'analyse	Résultats principaux	Commentaires
	avec peu d'effectifs ("Conséquences sur l'habitat de la victime", SPC) comme les variables supplémentaires, nous comprenons la façon de former les classes. la partition en 6 ou 3 classe semble les plus appropriées.	
Étape 4 : analyse sur 616 sujets en éliminant les modalités qui représentent les valeurs manquantes (modalités hors norme). *Analyse* 10 : 14 variables 616 sujets -5classes *Analyse* 11 : 13 variables 616 sujets -5classes (sans variable "Évolution de la consommation des alcools").*	*Analyse* 10 : La variable "Évolution de la consommation des alcools" ne nous permet pas de distinguer nos 5 classes =>Refaire l'analyse en excluant la variable qui contribue le moins à l'analyse pour améliorer les résultats. *Analyse* 11 : résultat définitif	En éliminant les modalités qui représentent les valeurs manquantes, l'analyse 10 nous donne un résultat assez satisfaisant. Cependant, l'analyse 11 est réalisée en excluant la variable "Évolution de la consommation des alcools", qui contribue moins à l'analyse pour améliorer les résultats. Enfin, ces derniers résultats obtenues sont les résultats définitifs.

RÉFÉRENCES

1. Amoros, E., J.L. Martin, and B. Laumon, *Estimation de la morbidité routière, France, 1996-2004.* Bulletin Épidemiologique Hebdomadaire, 2008. **19**: p. 157-160.

2. OMS, *Rapport de situation sur la sécurité routière dans le monde. Genève, Organisation mondiale de la Santé.* 2009.

3. Chong, S., et al., *Relative injury severity among vulnerable non-motorised road users: comparative analysis of injury arising from bicycle-motor vehicle and bicycle-pedestrian collisions.* Accident Analysis and Prevention, 2010. **42**(1): p. 290-6.

4. Lee, H.Y., et al., *Quality-adjusted life-years and helmet use among motorcyclists sustaining head injuries.* American Journal of Public Health, 2010. **100**(1): p. 165-70.

5. Zhao, X.G., et al., *Risk factors for urban road traffic injuries in Hangzhou, China.* Arch Orthop Trauma Surg, 2009. **129**(4): p. 507-13.

6. Wang, M.C., et al., *The continued burden of spine fractures after motor vehicle crashes.* Journal of Neurosurgery: Spine 2009. **10**(2): p. 86-92.

7. Newgard, C.D., *Defining the "older" crash victim: the relationship between age and serious injury in motor vehicle crashes.* Accident Analysis & Prevention, 2008. **40**(4): p. 1498-505.

8. Aboutanos, M.B., et al., *Significance of motor vehicle crashes and pelvic injury on fetal mortality: a five-year institutional review.* Journal of Trauma Injury, Infection, and Critical Care, 2008. **65**(3): p. 616-20.

9. Awadzi, K.D., et al., *Predictors of injury among younger and older adults in fatal motor vehicle crashes.* Accident Analysis & Prevention, 2008. **40**(6): p. 1804-10.

10. Moskal, A., J.-L. Martin, and B. Laumon, *Helmet use and the risk of neck or cervical spine injury among users of motorized two-wheel vehicles.* Injury Prevention, 2008. **14**: p. 238-244.

11. Camilloni, L., et al., *Mortality in elderly injured patients: the role of comorbidities.* International Journal of Injury Control and Safety Promotion, 2008. **15**(1): p. 25-31.

12. Oxley, J. and M. Whelan, *It cannot be all about safety: the benefits of prolonged mobility.* Traffic Injury Prevention, 2008. **9**(4): p. 367-78.

13. Giannoudis, P.V., S.S. Mehta, and E. Tsiridis, *Incidence and outcome of whiplash injury after multiple trauma.* Spine, 2007. **32**(7): p. 776-781.

14. Marchini, L., et al., *[Road accidents in piedmont (Italy): factors affecting mortality among drivers].* Epidemiol Prev, 2007. **31**(6): p. 340-5.

15. Muelleman, R.L., et al., *Rural motor vehicle crash risk of death is higher after controlling for injury severity.* Journal of Trauma Injury, Infection, and Critical Care, 2007. **62**(1): p. 221-5; discussion 225-6.

16. Vorko-Jovic, A., J. Kern, and B. Z, *Risk factors in urban traffic accidents.* Journal of Safety Research, 2006. **37**(1): p. 93-98.

17. Markogiannakis, H., et al., *Motor vehicle trauma: analysis of injury profiles by road-user category.* Emergency Medical Journal, 2006. **23**: p. 27-31.

18. Lin, J.W., et al., *Survey of traumatic intracranial hemorrhage in Taiwan.* Surgical Neurology, 2006. **66** (Suppl 2): p. S20-5.

19. Zambon, F. and M. Hasselberg, *Factors affecting the severity of injuries among young motorcyclists--a Swedish nationwide cohort study.* Traffic Injury Prevention, 2006. **7**(2): p. 143-149.

20. Henary, B.Y., J. Ivarsson, and J.R. Crandall, *The influence of age on the morbidity and mortality of pedestrian victims.* Traffic Injury Prevention, 2006. **7**(2): p. 182-90.

21. Cummings, P., et al., *Changes in traffic crash mortality rates attributed to use of alcohol, or lack of a seat belt, air bag, motorcycle helmet, or bicycle helmet, United States, 1982-2001.* Injury Prevention, 2006. **12**(3): p. 148-54.

22. Smink, B.E., et al., *Drug use and the severity of a traffic accident.* Accident Analysis and Prevention, 2005. **37**(3): p. 427-433.

23. Lam, L. and M. Lam, *The association between sudden illness and motor vehicle crash mortality and injury among older drivers in NSW, Australia.* Accident Analysis and Prevention, 2005. **37**: p. 563-567.

24. Lafont, S. and B. Laumon, *Ageing and Injury Severity among road traffic accidents victims.* Recherche Transports Sécurité, 2003. **79**: p. 121-133.

25. Valent, F., et al., *Risk factors for fatal road traffic accidents in Udine, Italy.* Accident Analysis & Prevention, 2002. **34**(1): p. 71-84.

26. Carr, D.B., J. Duchek, and J.C. Morris, *Characteristics of motor vehicle crashes of drivers with dementia of the Alzheimer type.* J Am Geriatr Soc, 2000. **48**(1): p. 18-22.

27. Jones, A.P. and G. Bentham, *Emergency medical service accessibility and outcome from road traffic accidents.* Public Health, 1995. **109**(3): p. 169-77.

28. Mayou, R. and B. Bryant, *Consequences of road traffic accidents for different types of road user.* Injury: International Journal of the Care of the Injured, 2003. **34**(3): p. 197-202.

29. Stutts, J.C. and W.W. Hunter, *Motor vehicle and roadway factors in pedestrian and bicyclist injuries: an examination based on emergency department data.* Accident Analysis & Prevention, 1999. **31**(5): p. 505-14.

30. Norton, R., Vander Hoorn, S., Roberts, I., Jackson, R., MacMahon, S., *Migraine : a risk factor for motor vehicle driver injury.* Accident Analysis and Prevention, 1997. **29**(5): p. 699-701.

31. Laberge-Nadeau, C., et al., *Medical conditions and the severity of commercial motor vehicle drivers' road accidents.* Accident Analysis and Prevention, 1996. **28**(1): p. 43-51.

32. Hill, D.A., L.M. Delaney, and J. Duflou, *A population-based study of outcome after injury to car occupants and to pedestrians.* Journal of Trauma Injury, Infection, and Critical Care, 1996. **40**(3): p. 351-5.

33. Tulloh, B.R. and B.T. Collopy, *Positive correlation between blood alcohol level and ISS in road trauma.* Injury: International Journal of the Care of the Injured, 1994. **25**(8): p. 539-43.

34. Olkkonen, S., et al., *Bicycle accidents often cause disability--an analysis of medical and social consequences of nonfatal bicycle accidents.* Scandinavian Journal of Social Medicine, 1993. **21**(2): p. 98-106.

35. Barffour, M., et al., *Evidence-based road safety practice in India: assessment of the adequacy of publicly available data in meeting requirements for comprehensive road safety data systems.* Traffic Inj Prev, 2012. **13 Suppl 1**: p. 17-23.

36. Chiron, M., et al., *The Abbreviated Injury Scale AIS (version 1998). The Injury Impaiment Scale IIS (version 1994). Traductions Française. Association for the Advancement of Automotive Medicine (AAAM).* 2003. **63**.

37. AAAM, *Injury Impairment Scale. Des Plaines, Il 60018 ; 1994.* p. 66.

38. Hours, M., et al., *Diseases, consumption of medicines and responsibility for a road crash: A case-control study.* Accident Analysis and Prevention, 2008. **40**(5): p. 1789-1796.

39. Amoros, E., et al., *Actual incidences of road casualties, and their injury severity, modelled from police and hospital data, France.* European Journal of Public Health, 2008. **18**(4): p. 360-365.

40. Martin, J.L., et al., *Whiplash risk estimation based on linked hospital-police road crash data from France and Spain.* Injury Prevention, 2008. **14**(3): p. 185-90.

41. Blandine, G., N. Amina, and C. Mireille, *Séquelles majeures en traumatologie routière, registre du Rhône,1996-2003.* Bulletin épidémiologique hebdomadaire, 2006. **36**.

42. Rulliat, E., et al., *[Subclavian artery rupture after road crash: many similitaries].* Ann Fr Anesth Reanim, 2011. **30**(12): p. 909-13.

43. Observatoire national interministériel de la sécurité routière, *La sécurité routière en france - bilan de l'année 2010.* 2011, La documentation Française. p. 383.

44. States, J.D. and D.C. Viano, *Injury impairment and disability scales to assess the permanent consequences of trauma.* Accident Analysis & Prevention, 1990. **22**(2): p. 151-60.

45. Osler, T., S.P. Baker, and W. Long, *A modification of the injury severity score that both improves accuracy and simplifies scoring.* Journal of Trauma Injury, Infection, and Critical Care, 1997. **43**(6): p. 922-5; discussion 925-6.

46. Thorson, J., *Long-term effects of traffic accidents-The annual incidence of permanently disabled in-patients in the Uppsala hospital region.* Stockholm, 1975.

47. Maraste, P., U. Persson, and M. Berntman, *Long-term follow-up and consequences for severe road traffic injuries-treatment costs and health impairment in Sweden in the 1960s and the 1990s.* Health Policy, 2003. **66**(2): p. 147-58.

48. Andersson, A.-L., L.-O. Dahlback, and P. Allebeck, *Psychosocial consequences of traffic accidents: a two year follow-up.* Scandinavian Journal of Social Medicine, 1994. **22**(4): p. 299-302.

49. Andersson, A.-L., O. Bunketorp, and P. Allebeck, *High rates of psychosocial complications after road traffic injuries.* Injury: International Journal of the Care of the Injured 1997. **28**(8): p. 539-543.

50. Ottosson, C., et al., *Outcome after minor traffic accidents: a follow-up study of orthopedic patients in an inner-city area emergency room.* Journal of Trauma Injury, Infection, and Critical Care, 2005. **58**(3): p. 553-60.

51. Glinz, W. and T. Affentranger, *The fate of patients with severe multiple injuries, 5 years after intensive care.* Bull Soc Int Chir, 1975. **34**(6): p. 545-8.

52. Frutiger, A., et al., *Five years' follow-up of severely injured ICU patients.* Journal of Trauma Injury, Infection, and Critical Care, 1991. **31**(9): p. 1216-1225; discussion 1225-1226.

53. Van der Sluis, C.K., et al., *Long-term physical, psychological and social consequences of severe injuries.* Injury: International Journal of the Care of the Injured 1998. **29**(4): p. 281-285.

54. Van der Sluis, C.K., et al., *Long-term physical, psychological and social consequences of a fracture of the ankle.* Injury: International Journal of the Care of the Injured, 1998. **29**(4): p. 277-280.

55. Braithwaite, I.J., et al., *Disability after severe injury: five year follow up of a large cohort.* Injury: International Journal of the Care of the Injured 1998. **29**(1): p. 55-59.

56. Piccinelli, M., et al., *Anxiety and depression disorders 5 years after severe injuries: a prospective follow-up study.* Journal of Psychosomatic Research, 1999. **46**(5): p. 455-464.

57. Mayou, R.A., A. Ehlers, and B. Bryant, *Posttraumatic stress disorder after motor vehicle accidents: 3-year follow-up of a prospective longitudinal study.* Behaviour Research and Therapy, 2002. **40**(6): p. 665-75.

58. Mayou, R.A., *Psychiatric consequences of motor vehicle accidents.* The Psychiatric clinics of North America, 2002. **25**(1): p. 27-41.

59. Mayou, R. and B. Bryant, *Outcome 3 years after a road traffic accident.* Psychological Medicine 2002. **32**(4): p. 671-5.

60. Mayou, R., B. Bryant, and A. Ehlers, *Prediction of psychological outcomes one year after a motor vehicle accident.* The American Journal of Psychiatry, 2001. **158**(8): p. 1231-1238.

61. Mayou, R. and B. Bryant, *Outcome in consecutive emergency department*

attenders following a road traffic accident.
British Journal of Psychiatry, 2001. **179**: p.
528-534.

62. Ehlers, A., R.A. Mayou, and B. Bryant,
*Psychological predictors of chronic
posttraumatic stress disorder after motor
vehicle accidents.* Journal of Abnormal
Psychology, 1998. **107**(3): p. 508-519.

63. Mayou, R.A., J. Black, and B. Bryant,
*Unconsciousness, amnesia and
psychiatric symptoms following road
traffic accident injury.* British Journal of
Psychiatry, 2000. **177**: p. 540-545.

64. Mayou, R. and B. Bryant, *Psychiatry of
whiplash neck injury.* British Journal of
Psychiatry, 2002. **180**: p. 441-448.

65. Mayou, R., S. Tyndel, and B. Bryant,
*Long-term outcome of motor vehicle
accident injury.* Psychosomatic Medicine,
1997. **59**(6): p. 578-584.

66. Barnes, J. and P. Thomas, *Quality of life
outcomes in a hospitalized sample of road
users involved in crashes.* Annual
Proceedings - Association for the
Advancement of Automotive Medicine,
2006. **50**: p. 253-68.

67. Holbrook, T.L., et al., *Outcome after
major trauma: discharge and 6-month
follow-up results from the trauma recovery
project.* Journal of Trauma Injury,
Infection, and Critical Care, 1998. **45**(2):
p. 315-323; discussion 323-4.

68. Holbrook, T.L., et al., *Outcome after
major trauma: 12-month and 18-month
follow-up results from the Trauma
Recovery Project.* Journal of Trauma
Injury, Infection, and Critical Care, 1999.
46(5): p. 765-71; discussion 771-3.

69. Holbrook, T.L., et al., *Perceived threat to
life predicts posttraumatic stress disorder
after major trauma: risk factors and
functional outcome.* Journal of Trauma
Injury, Infection, and Critical Care, 2001.
51(2): p. 287-292; discussion 292-293.

70. Holbrook, T.L., D.B. Hoyt, and J.P.
Anderson, *The importance of gender on
outcome after major trauma: functional
and psychologic outcomes in women
versus men.* Journal of Trauma Injury,

Infection, and Critical Care, 2001. **50**(2):
p. 270-273.

71. Holbrook, T.L., D.B. Hoyt, and J.P.
Anderson, *The impact of major in-hospital
complications on functional outcome and
quality of life after trauma.* Journal of
Trauma Injury, Infection, and Critical Care
2001. **50**(1): p. 91-5.

72. Holbrook, T.L., et al., *Gender differences
in long-term posttraumatic stress disorder
outcomes after major trauma: women are
at higher risk of adverse outcomes than
men.* Journal of Trauma Injury, Infection,
and Critical Care, 2002. **53**(5): p. 882-8.

73. Holbrook, T.L. and D.B. Hoyt, *The impact
of major trauma: quality-of-life outcomes
are worse in women than in men,
independent of mechanism and injury
severity.* Journal of Trauma Injury,
Infection, and Critical Care, 2004. **56**(2):
p. 284-90.

74. Read, K.M., et al., *Life-altering outcomes
after lower extremity injury sustained in
motor vehicle crashes.* Journal of Trauma
Injury, Infection, and Critical Care, 2004.
57(4): p. 815-23.

75. Kivioja, A.H., P.J. Myllynen, and P.U.
Rokkanen, *Is the treatment of the most
severe multiply injured patients worth the
effort? A follow-up examination 5 to 20
years after severe multiple injury.* J
Trauma, 1990. **30**(4): p. 480-3.

76. Miettinen, T., et al., *Whiplash injuries in
Finland: a prospective 1-year follow-up
study.* Clinical and Experimental
Rheumatology - journal of rheumatology
2002. **20**(3): p. 399-402.

77. Miettinen, T., et al., *Whiplash injuries in
Finland--the possibility of some
sociodemographic and psychosocial
factors to predict the outcome after one
year.* Disability and Rehabilitation, 2004.
26(23): p. 1367-72.

78. Miettinen, T., et al., *The possibility to use
simple validated questionnaires to predict
long-term health problems after whiplash
injury.* Spine, 2004. **29**(3): p. E47-51.

79. Miettinen, T., et al., *Whiplash injuries in
Finland: the situation 3 years later.* The

European Spine Journal, 2004. **13**(5): p. 415-8.

80. Haukeland, J.V., *Welfare consequences of injuries due to traffic accidents*. Accident Analysis and Prevention, 1996. **28**(1): p. 63-72.

81. Cretin, M., et al., *Le devenir des 15-24 ans accidentés de la route en Franche-Comté*. 1998, Observatoire régional de la sécurité routière.

82. Woronoff, A.S., et al., *Les traumatismes crâniens : conséquences familiales, sociales et professionnelles. Etude réalisée auprès de l'ensemble des médecins experts de Franche-Comté*. 2005, Observatoire Régional de la santé de Franche-Comté.

83. Cretin, M., et al., *Les motards accidentés - étude des conséquences physiques, psychiques et sociales des accidents à motos en France-Comté*. 2003, Observatoire Régional de la Santé.

84. Mazaux, J.-M., et al., *Long-term neuropsychological outcome and loss of social autonomy after traumatic brain injury*. Archives of Physical Medicine and Rehabilitation, 1997. **78**(12): p. 1316-1320.

85. Quintard, B., et al., *[Life satisfaction and psychosocial outcome in severe traumatic brain injuries in Aquitaine]*. Annales de Réadaptation et de Médecine Physique, 2002. **45**(8): p. 456-465.

86. Schmitt, M.A., et al., *Functional health status in subjects after a motor vehicle accident, with emphasis on whiplash associated disorders: design of a descriptive, prospective inception cohort study*. BMC Musculoskelet Disord, 2008. **9**: p. 168.

87. Sorensen, M.D., et al., *Prevalence and predictors of sexual dysfunction 12 months after major trauma: a national study*. J Trauma, 2008. **65**(5): p. 1045-52; discussion 1052-3.

88. Schluter, P.J., et al., *Validating the functional capacity index: a comparison of predicted versus observed total body scores*. Journal of Trauma Injury, Infection, and Critical Care, 2005. **58**(2): p. 259-263.

89. MacKenzie, E.J., et al., *Long-term persistence of disability following severe lower-limb trauma. Results of a seven-year follow-up*. The journal of bone and Joint Surgery (American), 2005. **87**(8): p. 1801-9.

90. Mackenzie, E.J., et al., *Validating the Functional Capacity Index as a measure of outcome following blunt multiple trauma*. Quality of Life Research, 2002. **11** (8): p. 797-808.

91. Mayou, R.A., A. Ehlers, and M. Hobbs, *Psychological debriefing for road traffic accident victims. Three-year follow-up of a randomised controlled trial*. The British Journal of Psychiatry, 2000. **176**: p. 589-593.

92. Pape, E., et al., *Prognostic factors for chronic neck pain in persons with minor or moderate injuries in traffic accidents*. Accident Analysis & Prevention, 2007. **39**(1): p. 135-46.

93. Hours, M., et al., *Functional outcome after road-crash injury: Description of the ESPARR victims cohort and 6-month follow-up results*. Accident Analysis & Prevention, 2010. **42**(2): p. 412-421.

94. Li, L., I. Roberts, and C. Power, *Physical and psychological effects of injury. Data from the 1958 British birth cohort study*. European Journal of Public Health, 2001. **11**(1): p. 81-83.

95. Bryant, B., R. Mayou, and S. Lloyd-Bostock, *Compensation claims following road accidents: a six-year follow-up study*. Medicine, science, and the law, 1997. **37**(4): p. 326-336.

96. Vos, C.J., et al., *Impact of motor vehicle accidents on neck pain and disability in general practice*. The British Journal of General Practice, 2008. **58**(554): p. 624-9.

97. Cunningham, C., et al., *The effects of age on accident severity and outcome in Irish road traffic accident patients*. Irish Medical Journal, 2001. **94**(6): p. 169-71.

98. Harris, I.A., et al., *The effect of compensation on general health in patients sustaining fractures in motor vehicle trauma*. Journal of Orthopaedic Trauma, 2008. **22**(4): p. 216-20.

99. Koren, D., I. Arnon, and E. Klein, *Long term course of chronic posttraumatic stress disorder in traffic accident victims: a three-year prospective follow-up study.* Behaviour Research and Therapy, 2001. **39**(12): p. 1449-1458.

100. Nhac-Vu, H.T., et al., *Predicting self-reported recovery one year after major road traffic accident trauma.* Journal of Rehabilitation Medicine, 2011. **43**(9): p. 776-82.

101. Ameratunga, S.N., et al., *A population-based cohort study of longer-term changes in health of car drivers involved in serious crashes.* Annals of Emergency Medicine, 2006. **48**(6): p. 729-736.

102. Friedland, J.F. and D.R. Dawson, *Function after motor vehicle accidents: a prospective study of mild head injury and posttraumatic stress.* The Journal of Nervous and Mental Disease, 2001. **189**(7): p. 426-34.

103. Bull, J.P., *Disabilities caused by road traffic accidents and their relation to severity scores.* Accident Analysis and Prevention, 1985. **17**(5): p. 387-397.

104. Vanderploeg, R.D., et al., *Long-term morbidities following self-reported mild traumatic brain injury.* Journal of Clinical and Experimental Neuropsychology, 2007. **29**(6): p. 585-98.

105. Beck, J.G. and S.F. Coffey, *Assessment and treatment of PTSD after a motor vehicle collision: Empirical findings and clinical observations.* Professional psychology, research and practice, 2007. **38**(6): p. 629-639.

106. Buitenhuis, J., et al., *Relationship between posttraumatic stress disorder symptoms and the course of whiplash complaints.* Journal of psychosomatic research, 2006. **61**(5): p. 681-9.

107. Matthews, L.R., *Work potential of road accident survivors with post-traumatic stress disorder.* Behaviour Research and Therapy, 2005. **43**(4): p. 475-483.

108. Jones, C., A.G. Harvey, and C.R. Brewin, *Traumatic brain injury, dissociation, and posttraumatic stress disorder in road traffic accident survivors.* Journal of Traumatic Stress, 2005. **18**(3): p. 181-191.

109. Koren, D., et al., *Sleep complaints as early predictors of posttraumatic stress disorder: a 1-year prospective study of injured survivors of motor vehicle accidents.* The American Journal of Psychiatry, 2002. **159**(5): p. 855-857.

110. Murray, J., A. Ehlers, and R.A. Mayou, *Dissociation and post-traumatic stress disorder: two prospective studies of road traffic accident survivors.* British Journal of Psychiatry, 2002. **180**: p. 363-368.

111. Taylor, S., et al., *Posttraumatic stress disorder arising after road traffic collisions: patterns of response to cognitive-behavior therapy.* Journal of Consulting and Clinical Psychology, 2001. **69**(3): p. 541-551.

112. Holeva, V. and N. Tarrier, *Personality and peritraumatic dissociation in the prediction of PTSD in victims of road traffic accidents.* Journal of Psychosomatic Research, 2001. **51**(5): p. 687-692.

113. Jeavons, S., *Predicting who suffers psychological trauma in the first year after a road accident.* Behaviour Research and Therapy, 2000. **38**(5): p. 499-508.

114. Koren, D., I. Arnon, and E. Klein, *Acute stress response and posttraumatic stress disorder in traffic accident victims: a one-year prospective, follow-up study.* The American Journal of Psychiatry, 1999. **156**(3): p. 367-73.

115. Di Gallo, A. and W.L. Parry-Jones, *Psychological sequelae of road traffic accidents: an inadequately addressed problem.* British Journal of Psychiatry, 1996. **169**(4): p. 405-407.

116. Green, M.M., et al., *Undiagnosed post-traumatic stress disorder following motor vehicle accidents.* The Medical journal of Australia, 1993. **159**(8): p. 529-534.

117. Jeavons, S., K.M. Greenwood, and D.J. Horne, *Accident cognitions and subsequent psychological trauma.* Journal of Traumatic Stress, 2000. **13**(2): p. 359-65.

118. Matthews, L., *Road trauma, PTDS and occupation and rehabilitation*. Australian Journal of Public Health, 1999. **23**(3): p. 325-327.

119. Chen, G.H., J.H. Liu, and J.L. Zheng, *[Posttraumatic stress disorder (psychiatric injury) after road traffic accidents in forensic medicine: a primary study]*. Fa Yi Xue Za Zhi, 2006. **22**(2): p. 107-10, 116.

120. Frommberger, U.H., et al., *Prediction of posttraumatic stress disorder by immediate reactions to trauma: a prospective study in road traffic accident victims*. European Archives of Psychiatry and Clinical Neuroscience, 1998. **248**(6): p. 316-321.

121. Post, M.W., et al., *Development and validation of IMPACT-S, an ICF-based questionnaire to measure activities and participation*. Journal of rehabilitation and Me, 2008. **40**(8): p. 620-7.

122. Cornes, P., *Return to work of road accident victims claiming compensation for personal injury*. Injury: International Journal of the Care of the Injured 1992. **23**(4): p. 256-260.

123. Fort, E., et al., *Return to work following a road accident: factors associated with late work resumption*. Journal of Rehabilitation medicine, 2011. **43**: p. 283-291.

124. Hagan, K.S., S.Z. Naqui, and M.E. Lovell, *Relationship between occupation, social class and time taken off work following a whiplash injury*. Annals of The Royal College of Surgeons of England, 2007. **89**(6): p. 624-6.

125. Charbotel, B., et al., *Work-related road accidents in France*. European Journal Epidemiology, 2001. **17**(8): p. 773-778.

126. Jones, C., A.G. Harvey, and C.R. Brewin, *The organisation and content of trauma memories in survivors of road traffic accidents*. Behaviour Research and Therapy, 2007. **45**(1): p. 151-162.

127. Elvik, R., *How much do road accidents cost the national economy?* Accid Anal Prev, 2000. **32**(6): p. 849-51.

128. Bouillon, B. and E. Neugebauer, *Outcome after polytrauma* Langenbeck's Arch Surg, 1998. **383**(3-4): p. 228-234.

129. Hendrie, D., D.L. Rosman, and A.H. Harris, *Hospital inpatient costs resulting from road crashes in Western Australia*. Australian Journal of Public Health, 1994. **18**(4): p. 380-8.

130. Hours, M., et al., *Outcomes one year after a road accident: results from the ESPARR cohort*. Accident Analysis & Prevention, 2012. **in press**.

131. Polinder, S., et al., *Functional outcome at 2.5, 5, 9, and 24 months after injury in the Netherlands*. Journal of Trauma Injury, Infection, and Critical Care, 2007. **62**(1): p. 133-141.

132. Jakobsson, L., H. Norin, and O. Bunketorp, *Whiplash-associated disorders in frontal impacts: influencing factors and consequences*. Traffic Injury Prevention, 2003. **4**(2): p. 153-161.

133. Rebbeck, T.J., et al., *Evaluation of the core outcome measure in whiplash*. Spine, 2007. **32**(6): p. 696-702.

134. Miro, J., R. Nieto, and A. Huguet, *Predictive factors of chronic pain and disability in whiplash: a Delphi poll*. European Journal Pain, 2008. **12**(1): p. 30-47.

135. Uremovic, M., et al., *Impairment of proprioception after whiplash injury*. Collegium Antropologicum, 2007. **31**(3): p. 823-7.

136. Mayou, R., B. Bryant, and R. Duthie, *Psychiatric consequences of road traffic accidents*. British Medical Journal, 1993. **307**(6905): p. 647-651.

137. Minton, R., et al., *Whiplash injury--are current head restraints doing their job?* Accident Analysis & Prevention, 2000. **32**(2): p. 177-85.

138. Richter, M., et al., *Whiplash-type neck distortion in restrained car drivers: frequency, causes and long-term results*. Eur Spine J, 2000. **9**(2): p. 109-17.

139. Van der Sluis, C.K., et al., *Outcome in elderly injured patients: injury severity versus host factors*. Injury: International

Journal of the Care of the Injured 1997. **28**(9-10): p. 588-592.

140.   Young, J.S., G.A. Cephas, and O. Blow, *Outcome and cost of trauma among the elderly: a real-life model of a single-payer reimbursement system.* Journal of Trauma Injury, Infection, and Critical Care, 1998. **45**(4): p. 800-4.

141.   Zajac, S.S. and J.N. Ivan, *Factors influencing injury severity of motor vehicle-crossing pedestrian crashes in rural Connecticut.* Accident Analysis & Prevention, 2003. **35**(3): p. 369-379.

142.   Bilban, M., *Road traffic accidents caused by elderly drivers.* Collegium antropologicum, 1997. **21**(2): p. 573-83.

143.   Evans, L., *Risks older drivers face themselves and threats they pose to other road users.* International Journal of Epidemiology, 2000. **29**: p. 315-322.

144.   Alvarez, F.J. and I. Fierro, *Older drivers, medical condition, medical impairment and crash risk.* Accident Analysis and Prevention, 2008. **40**(1): p. 55-60.

145.   Hu, P., et al., *Crash risks of older drivers : a panel data analysis.* Accident Analysis and Prevention, 1998. **30**(5): p. 569-581.

146.   Wallace, R.B., *Cognitive change, medical illness, and crash risk among older drivers: An epidemiological consideration.* Alzheimer Disease & Associated Disorders, 1997. **11**(suppl 1): p. 31-37.

147.   Leveille, S., et al., *Psychoactive medications and injurious motor vehicle collisions involving older drivers.* American Journal of Epidemiology, 1994. **5**(6): p. 591-598.

148.   Ray, W., R. Fought, and M. Decker, *Psychoactive drugs and the risk of injurious motor vehicle crashes in elderly drivers.* American Journal of Epidemiology, 1992. **136**(7): p. 873-83.

149.   Lam, L.T., *Distractions and the risk of car crash injury: the effect of drivers' age.* Journal of Safety Research, 2002. **33**(3): p. 411-419.

150.   Buitenhuis, J., J. Spanjer, and V. Fidler, *Recovery from acute whiplash: the role of coping styles.* Spine, 2003. **28**(9): p. 896-901.

151.   Holt, P.L., *Stressful life events preceding road traffic accidents.* Injury: International Journal of the Care of the Injured, 1981. **13**(2): p. 111-115.

152.   Chossegros, L., et al., *Predictive factors of chronic post-traumatic stress disorder 6 months after a road traffic accident.* Accident Analysis & Prevention, 2011. **43**(1): p. 471-7.

153.   Ferrari, R. and A.S. Russell, *Why blame is a factor in recovery from whiplash injury.* Med Hypotheses, 2001. **56**(3): p. 372-5.

154.   Littleton, S.M., et al., *The association of compensation on longer term health status for people with musculoskeletal injuries following road traffic crashes: emergency department inception cohort study.* Injury, 2011. **42**(9): p. 927-933.

155.   Sterling, M., J. Hendrikz, and J. Kenardy, *Compensation claim lodgement and health outcome developmental trajectories following whiplash injury: A prospective study.* Pain, 2010. **150**(1): p. 22-28.

156.   Holtslag, H.R., et al., *Determinants of long-term functional consequences after major trauma.* Journal of Trauma Injury, Infection, and Critical Care, 2007. **62**(4): p. 919-27.

157.   Jeffers, R.F., et al., *Prevalence and patterns of foot injuries following motorcycle trauma.* Journal of Orthopaedic Trauma, 2004. **18**(2): p. 87-91.

158.   Hoang, H.T., et al., *The costs of traumatic brain injury due to motorcycle accidents in Hanoi, Vietnam.* Cost Effectiveness and Resource Allocation, 2008. **6**: p. 17.

159.   Formisano, R., et al., *A preliminary investigation of road traffic accident rate after severe brain injury.* Brain Injury, 2005. **19**(3): p. 159-63.

160.   Haboubi, N.H., et al., *Short-term sequelae of minor head injury (6 years*

experience of minor head injury clinic). Disability Rehabilitation, 2001. **23**(14): p. 635-638.

161. Cook, A. and A. Sheikh, *Trends in serious head injuries among English cyclists and pedestrians.* Injury Prevention, 2003. **9**: p. 266-267.

162. Malik, H. and M. Lovell, *Soft tissue neck symptoms following high-energy road traffic accidents.* Spine, 2004. **29**(15): p. E315-7.

163. Rosenfeld, M., et al., *Active intervention in patients with whiplash-associated disorders improves long-term prognosis: a randomized controlled clinical trial.* Spine, 2003. **28**(22): p. 2491-8.

164. Ide, M., et al., *Symptoms and signs of irritation of the brachial plexus in whiplash injuries.* The Journal of Bone and Joint Surgery, 2001. **83**(2): p. 226-9.

165. Kullgren, A., et al., *Neck injuries in frontal impacts: influence of crash pulse characteristics on injury risk.* Accident Analysis & Prevention, 2000. **32**(2): p. 197-205.

166. Dolinis, J., *Risk factors for 'whiplash' in drivers: a cohort study of rear-end traffic crashes.* Injury: International Journal of the Care of the Injured, 1997. **28**(3): p. 173-179.

167. Siebenrock, K.A., et al., *[Prevention of serious injuries due to bicycle riding].* Schweiz Z Sportmed, 1991. **39**(2): p. 55-60.

168. Nyberg, P., U. Bjornstig, and L.O. Bygren, *Road characteristics and bicycle accidents.* Scandinavian Journal of Social Medicine 1996. **24**(4): p. 293-301.

169. Lau, G., E. Seow, and E.S. Lim, *A review of pedestrian fatalities in Singapore from 1990 to 1994.* The Annals, Academy of Medicine, Singapore, 1998. **27**(6): p. 830-7.

170. Bylund, P.O. and U. Bjornstig, *Sick leave and disability pension among passenger car occupants injured in urban traffic.* Spine, 1998. **23**(9): p. 1023-8.

171. Voyvodic, F., et al., *MRI of car occupants with whiplash injury.* Neuroradiology, 1997. **39**(1): p. 35-40.

172. Herrstrom, P., G. Lannerbro-Geijer, and B. Hogstedt, *Whiplash injuries from car accidents in a Swedish middle-sized town during 1993-95.* Scand J Prim Health Care, 2000. **18**(3): p. 154-8.

173. Connor, J., et al., *Driver sleepiness and risk of serious injury to car occupants: population based case control study.* British Medical Journal, 2002. **324**(7346): p. 1125.

174. Lam, L., et al., *Suicidal ideation, antidepressive medication and car crash injury.* Accident Analysis and Prevention, 2005. **37**: p. 335-339.

175. Johansen, V.A., et al., *The predictive value of post-traumatic stress disorder symptoms for quality of life: a longitudinal study of physically injured victims of non-domestic violence.* Health and Quality of Life Outcomes, 2007. **5**: p. 26.

176. Fitzharris, M., et al., *General health status and functional disability following injury in traffic crashes.* Traffic Injury Prevention, 2007. **8**(3): p. 309-20.

177. Hsueh, I.-P., et al., *Comparison of the psychometric characteristics of the functional independence measure, 5 item Barthel index, and 10 item Barthel index in patients with stroke.* Journal of Neurology Neurosurgery and Psychiatry, 2002. **73**: p. 188-190.

178. AAAM, *The Abbreviated Injury Scale.Revision. Illinois.* American Association for Automotive Medicine, 1980.

179. Baker, S., et al., *The injury severity score. A method for describing patients with multiple injuries and evaluating emergency care.* Journal of Trauma, 1974. **14**(3): p. 187-96.

180. Skaga, N.O., et al., *Pre-injury ASA physical status classification is an independent predictor of mortality after trauma.* Journal of Trauma Injury, Infection, and Critical Care, 2007. **63**(5): p. 972-8.

181. Luk, S.S., et al., *Outcome assessment of physiologic and clinical predictors of survival in patients after traumatic injury with a trauma score less than 5*. Journal of Trauma Injury, Infection, and Critical Care, 1999. **46**(1): p. 122-8.

182. Cho, D.Y. and Y.C. Wang, *Comparison of the APACHE III, APACHE II and Glasgow Coma Scale in acute head injury for prediction of mortality and functional outcome*. Intensive Care Med, 1997. **23**(1): p. 77-84.

183. Ensenauer, R., et al., *Comparison of serum phospholipase A2, polymorphonuclear granulocyte elastase, C-reactive protein and serum amyloid A with the APACHE II score in the prognosis of multiple injured patients*. Clin Investig, 1994. **72**(11): p. 843-9.

184. West, T.A., et al., *Harborview assessment for risk of mortality: an improved measure of injury severity on the basis of ICD-9-CM*. Journal of Trauma Injury, Infection, and Critical Care, 2000. **49**(3): p. 530-40; discussion 540-1.

185. Stewart, T.C., P.L. Lane, and T. Stefanits, *An evaluation of patient outcomes before and after trauma center designation using Trauma and Injury Severity Score analysis*. Journal of Trauma Injury, Infection, and Critical Care, 1995. **39**(6): p. 1036-40.

186. Wyatt, J.P., D. Beard, and A. Busuttil, *Quantifying injury and predicting outcome after trauma*. Forensic Science International, 1998. **95**(1): p. 57-66.

187. Rutledge, R., *Injury severity and probability of survival assessment in trauma patients using a predictive hierarchical network model derived from ICD-9 codes*. Journal of Trauma Injury, Infection, and Critical Care, 1995. **38**(4): p. 590-7; discussion 597-601.

188. Kilgo, P.D., T.M. Osler, and W. Meredith, *The worst injury predicts mortality outcome the best: rethinking the role of multiple injuries in trauma outcome scoring*. Journal of Trauma Injury, Infection, and Critical Care, 2003. **55**(4): p. 599-606; discussion 606-7.

189. Hannan, E.L., et al., *Validation of TRISS and ASCOT using a non-MTOS trauma registry*. Journal of Trauma Injury, Infection, and Critical Care, 1995. **38**(1): p. 83-88.

190. Meredith, J.W., et al., *A comparison of the abilities of nine scoring algorithms in predicting mortality*. Journal of Trauma Injury, Infection, and Critical Care, 2002. **53**(4): p. 621-8; discussion 628-9.

191. Harwood, P.J., et al., *Which AIS based scoring system is the best predictor of outcome in orthopaedic blunt trauma patients?* Journal of Trauma Injury, Infection, and Critical Care, 2006. **60**(2): p. 334-40.

192. Sutherland, A.G., A.T. Johnston, and J.D. Hutchison, *The new injury severity score: better prediction of functional recovery after musculoskeletal injury*. Value in Health, 2006. **9**(1): p. 24-7.

193. Lavoie, A., et al., *The New Injury Severity Score: A More Accurate Predictor of In-Hospital Mortality than the Injury Severity Score*. Journal of Trauma Injury, Infection, and Critical Care, 2004. **56**(6): p. 1312-1320.

194. Hains, F., J. Waalen, and S. Mior, *Psychometric properties of the neck disability index*. Journal of Manipulative and Physiological Therapeutics, 1998. **21**(2): p. 75-80.

195. MacKenzie, E.J., et al., *Predicting posttrauma functional disability for individuals without severe brain injury*. Medical care, 1986. **24**(5): p. 377-87.

196. Keith, R.A., et al., *The functional independence measure: a new tool for rehabilitation*. Advances in Clinical Rehabilitation, 1987. **1**: p. 6-18.

197. Calmels, P., *La Mesure de l'Indépendance Fonctionnelle (MIF) en France. Développement et utilisation*. Annales de Réadaptation et de Médecine Physique, 1996. **39**: p. 241-9.

198. Radloff, L.S., *The CES-D scale: A self-report depression scale for research in the general population*. Applied Psychological Measurement, 1977. **1**: p. 385-401.

199. Zigmond, A.S. and R.P. Snaith, *The hospital anxiety and depression scale.* Acta Psychiatrica Scandinavica, 1983. **67**(6): p. 361-370.

200. Horowitz, M., N. Wilner, and W. Alvarez, *Impact of event scale: a measure of subjective stress.* Psychosomatic Medicine, 1979. **41**: p. 209-218.

201. Derogatis, L.R., *BSI: Brief Symptom Inventory, Administration, Scoring, and Procedures Manual.* Eden Prairie Minn: National Computer Systems, ed. r. ed. 1993, Inc.

202. Jennett, B., et al., *Disability after severe head injury: observations on the use of the Glasgow Outcome Scale* Journal of Neurology, Neurosurgery & Psychiatry, 1981. **44**: p. 285-293.

203. Goldberg, D.P. and V.F. Hillier, *A scale version of the General Health Questionnaire.* Psychological Medicine, 1979. **9**: p. 139-145.

204. Wood-Dauphinee, S., et al., *Assessment of global function: Reintegration to Normal Living Index.* . Archives of Physical Medicine and Rehabilitation, 1988. **69**: p. 583-590.

205. Bergner, M., et al., *The Sickness Impact Profile: development and final revision of a health status measure.* Medical care, 1981. **19**(8): p. 787-805.

206. Ware, J.E., et al., *SF-36 Health Survey: Manual and Interpretation Guide.* Nimrod Press ed, ed. Boston. Vol. 48. 1993: Mass. 847.

207. Brooks, R.G., et al., *EuroQol: Health-related quality of life measurement. Results of the Swedish questionnaire exercise.* Health Policy, 1991. **18**(1): p. 37-48.

208. Kaplan, R.M., *Human preference measurement for health decisions and the evaluation of long-term care. In: Kane RL, Kane RM, editors. Values and Long-Term Care. Lexington, MA: LexingtonBooks; 1982. p. 157-188.*

209. Fryback, D.G., et al., *Predicting Quality of Well-being scores from the SF-36: results from the Beaver Dam Health Outcomes Study.* Med Decis Making, 1997. **17**(1): p. 1-9.

210. WHO, *Study protocol for the World Health Organization project to develop a Quality of Life assessment instrument (WHOQOL).* Quality of Life Research, 1993. **2**(2): p. 153-9.

211. Kuyken, W., *The World Health Organization Quality of Life assessment (WHOQOL): position paper from the World Health Organization.* Social Science Medicine, 1995. **41**(10): p. 1403-1409.

212. WHO, *What quality of life? The WHOQOL Group. World Health Organization Quality of Life Assessment.* World Health Forum, 1996. **17**(4): p. 354-6.

213. The WhoQol Group, *The World Health Organization Quality of Life Assessment (WHOQOL): development and general psychometric properties.* Social Science Medicine, 1998. **46**(12): p. 1569-1585.

214. Ottenbacher, K.J., et al., *The reliability of the functional independence measure: A quantitative review.* Archives of Physical Medicine and Rehabilitation, 1996. **77**(12): p. 1226-1232

215. Dodds, T.A., et al., *A validation of the functional independence measurement and its performance among rehabilitation inpatients.* Archives of Physical Medicine and Rehabilitation 1993. **74**(5): p. 531-536.

216. Ryb, G.E., et al., *Smoking is a marker of risky behaviors independent of substance abuse in injured drivers.* Traffic Injury Prevention, 2007. **8**(3): p. 248-52.

217. Jeavons, S., *Long-term needs of motor vehicle accident victims: are they being met?* Australian Health Review, 2001. **24**(1): p. 128-35.

218. Michaels, A.J., et al., *Outcome from injury: general health, work status, and satisfaction 12 months after trauma.* Journal of Trauma Injury, Infection, and Critical Care, 2000. **48**(5): p. 841-8; discussion 848-50.

219. Jurkovich, G., et al., *The Sickness Impact Profile as a tool to evaluate*

functional outcome in trauma patients. Journal of Trauma Injury, Infection, and Critical Care, 1995. **39**(4): p. 625-31.

220.   Butcher, J.L., M. EJ, and B. Cushing, *Long-term outcomes after lower extremity trauma.* Journal of Trauma Injury, Infection, and Critical Care, 1996. **41**(1): p. 4-9.

221.   Richmond, T.S., D. Kauder, and C.W. Schwab, *A prospective study of predictors of disability at 3 months after non-central nervous system trauma.* Journal of Trauma Injury, Infection, and Critical Care, 1998. **44**(4): p. 635-42; discussion 643.

222.   Michaels, A.J., et al., *Traditional injury scoring underestimates the relative consequences of orthopedic injury.* Journal of Trauma Injury, Infection, and Critical Care, 2001. **50**(3): p. 389-95.

223.   Skevington, S.M., et al., *The World Health Organization's WHOQOL-BREF quality of life assessment: psychometric properties and results of the international field trial. A report from the WHOQOL group.* Quality of Life Research, 2004. **13**(2): p. 299-310.

224.   Mailhan, L., P. Azouvi, and A. Dazord, *Life satisfaction and disability after severe traumatic brain injury.* Brain Injury, 2005. **19**(4): p. 303-318.

225.   Soberg, H.L., et al., *Long-term multidimensional functional consequences of severe multiple injuries two years after trauma: a prospective longitudinal cohort study.* Journal of Trauma Injury, Infection, and Critical Care, 2007. **62**(2): p. 461-470.

226.   Harris, I.A., et al., *Predictors of general health after major trauma.* Journal of Trauma Injury, Infection, and Critical Care, 2008. **64**(4): p. 969-74.

227.   Broos, P.L., et al., *Multiple trauma in patients of 65 and over. Injury patterns. Factors influencing outcome. The importance of an aggressive care.* Acta Chir Belg, 1993. **93**(3): p. 126-30.

228.   Huerta, S., et al., *Predictors of morbidity and mortality in patients with traumatic duodenal injuries.* Am Surg, 2005. **71**(9): p. 763-7.

229.   Schaan, M., H. Jaksche, and B. Boszczyk, *Predictors of outcome in head injury: proposal of a new scaling system.* Journal of Trauma Injury, Infection, and Critical Care, 2002. **52**(4): p. 667-74.

230.   Cremer, O.L., et al., *Prognosis following severe head injury: Development and validation of a model for prediction of death, disability, and functional recovery.* Journal of Trauma Injury, Infection, and Critical Care, 2006. **61**(6): p. 1484-1491.

231.   Bouhours, G., et al., *[Audit of the prehospital management of severe head injured patients in the "Pays-de-la-Loire" region].* Ann Fr Anesth Reanim, 2008. **27**(5): p. 397-404.

232.   Nhac-Vu, H.T., et al., *Evaluation of the Injury Impairment Scale, a tool to predict road crash sequelae, in a French cohort of road crash survivors.* Traffic Injury Prevention, 2012. **13**(3): p. 239-248.

233.   Khati, I., et al., *Quality of life 1 year after a road accident: Results from the adult ESPARR cohort.* Journal of Trauma and Acute Care Surgery, 2012. **in press**.

234.   Leplege, A., et al., *The French SF-36 Health Survey: translation, cultural adaptation and preliminary psychometric evaluation.* Journal of Clinical Epidemiology, 1998. **51**(11): p. 1013-23.

235.   Ventureyra, V., et al., *The validation of the Posttraumatic Stress Disorder Checklist Scale in posttraumatic stress disorder and nonclinical subjects.* Psychotherapy and Psychosomatics, 2002. **71**(1): p. 47-53.

236.   Yao, S.N., et al., *[Evaluation of Post-traumatic Stress Disorder: validation of a measure, the PCLS].* Encephale, 2003. **29**(3 Pt 1): p. 232-238.

237.   Bryant, R.A. and A.G. Harvey, *Psychological impairment following motor vehicle accidents.* Australian Journal of Public Health, 1995. **19**(2): p. 185-188.

238.   Ramesh, V.G., K.P. Thirumaran, and M.C. Raja, *A new scale for prognostication in head injury.* Journal of

Clinical Neuroscience, 2008. **15**(10): p. 1110-3; discussion 1113-4.

239. Mackenzie, E.J., et al., *The development of the Functional Capacity Index.* Journal of Trauma Injury, Infection, and Critical Care, 1996. **41**(5): p. 799-807.

240. McCarthy, M.L. and E.J. MacKenzie, *Predicting ambulatory function following lower extremity trauma using the functional capacity index.* Accident Analysis & Prevention, 2001. **33**(6): p. 821-31.

241. Barnes, J. and A. Morris, *A study of impairing injuries in real world crashes using the Injury Impairment Scale (IIS) and the predicted Functional Capacity Index (PFCI-AIS).* Annual Proceedings - Association for the Advancement of Automotive Medicine, 2009. **53**: p. 195-205.

242. Koch, M., A. Nygren, and C. Tingvall. *Validation of the new injury impairment scale (IIS).* in *38th AAAM conference.* 1994. Lyon, France: AAAM.

243. Yates, D.W., M. Woodford, and F. Campbell. *Preliminary validation study of the injury impairment scale.* in *38th AAAM conference.* 1994. Lyon, France: AAAM.

244. Campbell, F., M. Woodford, and D. Yates, *A comparison of Injury impairment Scale scores and physician's estimates of impairment following injury to the head, abdomen and lower limb. In: Proceedings of the 38th Annual Meeting of AAAM.* 1994.

245. Bradford, M., P. Thomas, and D. Chambers, *Conversion of AIS 85 to AIS 90 and the application of the injury impairment scale to real-world crash data.38th AAAM conference, Lyon, France, AAAM.* 1994.

246. MacKenzie, E.J. *Validation and application of the injury impairment scale (IIS) : a review of four papers.* in *38th AAAM conference.* 1994. Lyon, France: AAAM.

247. Massoud, S.N. and W.A. Wallace, *The injury impairment scale in pelvic and lower limb fractures sustained in road traffic accidents.* Injury, 1996. **27**(2): p. 107-10.

248. O'Connor, P., *Utilization of state-wide hospital separations data and the injury impairment scale to assess the incidence of spinal cord injury arising from motor vehicle traffic crashes.* Traffic Injury Prevention, 2004. **5**(4): p. 362-7.

249. Bradford, M., P. Thomas, and D. Chambers. *Conversion of AIS 85 to AIS 90 and the application of the injury impairment scale to real-world crash data.* in *38th AAAM conference.* 1994. Lyon, france: AAAM.

250. Ross, S.E. *Evaluation of the injury impairment scale (IIS) in predicting impairment following major head injury.* in *39th AAAM conference.* 1995. Chicago, Il: AAAM.

251. WHO, *WHOQol-Bref: introduction, administration, scoring and generic version of the assessment. 18p, december 1996 geneva. Disponible à* http://www.who.int/mental_health/media/en/76.pdf.

252. *DSM.IV, Manuel diagnostique et statistique des troubles mentaux,* ed. Masson. 1996. 1056.

253. AAAM, *The abbreviated injury scale, 1990 revision.* 1990: Des Plaines, Il, 60018 USA. p. 74.

254. Ancelle, T., *Statistique - Epidémiologie.* Maloine ed. Statistique - Epidémiologie, ed. e. édition. 2006. 299.

255. Falissard, B., *Comprendre et utiliser les statistiques dans les sciences de la vie,* e. édition, Editor. 2005. p. 384.

256. Tufféry, S., *Data mining et statistique décisionnelle - L'intelligence des données,* è. édition, Editor. 2010. p. 705.

257. Lebart, L., M. Piron, and A. Morineau, *Statistique exploratoire multidimensionnelle-Visualisation et inférence en fouille de données.* Dunod ed, ed. è. édition. 2006. 480.

258. Chovino, M., *Les statistiques- Tome 2, L'analyse de la variance, modélisation.* Èd. Europstat ed. Les statistiques. Vol. 2. 2002. 519.

259. Sass, C., et al., *Le score Epices : un score individuel de précarité. Construction du score et mesure des relations avec des données de santé, dans une population de 197 389 personnes* Bulletin épidémiologique hebdomadaire, 2006. **14**: p. 93-96.

260. Pascal Ardilly, *Les techniques de sondage-2ème édition.* 2006: Technip,Paris. 379.

261. Isaki, C.T., J.H. Tsay, and W.A. Fuller, *Pondération de données d'échantillon reposant sur des contrôles indépendants.* Statistique Canada, 2004. **30**(1): p. 39-49.

262. Spicer, R.S., et al., *Quality-adjusted life years lost to road crash injury: updating the injury impairment index.* Annals of Advances in Automotive Medicine, 2011. **55**: p. 365-77.

263. Greenland, S. and H. Morgenstern, *Confounding in health research.* The Annual Review of Public Health, 2001. **22**: p. 189-212.

264. Fort, E., et al., *Return to work following road accidents: Factors associated with late work resumption.* Journal of Rehabilitation Medicine, 2011. **43**(4): p. 283-291.

265. Wresinski, J., *Grande pauvreté et précarité économique et sociale. Conseil économique et social français, autorisaisine adopté le 11/2/1987 Journal officiel 28/2/1987 (No brochure 4074).* 1987.

266. Gaulle-Anthonioz, G.d., *Évaluation des politiques publiques de lutte contre la grande pauvreté. Rapport au Conseil économique et social français, autosaisine adoptée le 12/7/1995. Journal Officiel 27/7/1995 (No brochure 4277).* 1995.

267. Lecomte, T. and A. Mizrahi, *Précarité sociale cumul des risques sociaux et médicaments. Enquête sur la santé et les soins médicaux, France 1991-1992 (Social precarity: holding a plurality of social and medical risks).* 1996.

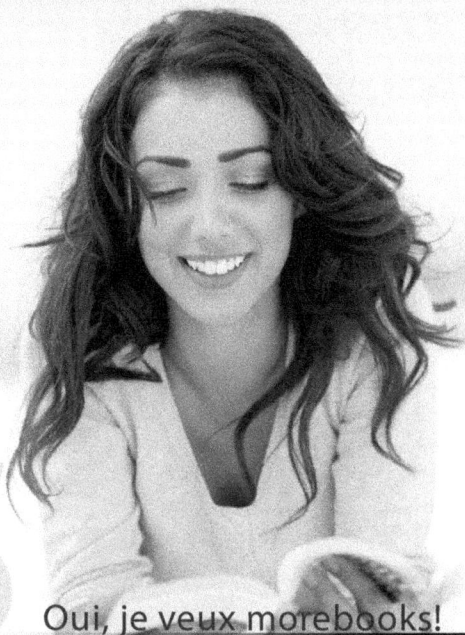

www.ingramcontent.com/pod-product-compliance
Lightning Source LLC
Chambersburg PA
CBHW021059210326
41598CB00016B/1258